隆乳术视频图谱

Breast Augmentation Video Atlas
2nd Edition

 主 编

William P. Adams, Jr.

 主 译

王先成 穆大力 史京萍

 主 审

栾 杰 江 华

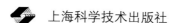 上海科学技术出版社

图书在版编目（CIP）数据

隆乳术视频图谱 / （美）威廉·P.亚当斯,Jr.
(William P. Adams, Jr.) 主编 ; 王先成，穆大力，史京
萍主译. -- 上海 ： 上海科学技术出版社，2021.8
ISBN 978-7-5478-5082-4

Ⅰ. ①隆… Ⅱ. ①威… ②J… ③王… ④穆… ⑤史…
Ⅲ. ①乳房假体－植入术－图谱 Ⅳ. ①R655.8-64

中国版本图书馆CIP数据核字(2020)第175424号

Copyright © 2019 of the original English language edition by Thieme Medical
Publishers, Inc., New York, USA
Original title:
Breast Augmentation Video Atlas, 2/e by William P. Adams, Jr.

上海市版权局著作权合同登记号 图字：09-2019-835号

Illustrator: Renee Cannon

隆乳术视频图谱

主编　William P. Adams, Jr.
主译　王先成　穆大力　史京萍
主审　栾　杰　江　华

上海世纪出版(集团)有限公司
上海科学技术出版社　出版、发行
（上海钦州南路71号　邮政编码200235　www.sstp.cn）
浙江新华印刷技术有限公司印刷
开本 787×1092　1/16　印张 14.25
字数 250千字
2021年8月第1版　2021年8月第1次印刷
ISBN 978-7-5478-5082-4 / R·2183
定价：168.00元

本书如有缺页、错装或坏损等严重质量问题，请向工厂联系调换

内容提要

　　隆乳术是目前整形美容外科手术中最常见的项目之一，深受广大整形美容医生的关注。本书介绍了各种隆乳技术，由国际知名乳房整形外科专家 William P. Adams, Jr. 主编，并由多位世界知名专家共同参与编写。主要内容包括乳房下皱襞切口的双平面技术、腋窝切口技术、环乳晕切口隆乳术、乳晕下缘锯齿形切口隆乳术、隆乳术联合大容量脂肪移植等。本书总结了各位编者丰富的临床经验，通过400幅高画质的照片或插图及最有代表性的隆乳术的视频（26段），分步骤解析手术的过程及技术要点，适合整形美容医生、乳腺外科医生及相关临床工作者学习与参考。

此书献给我的家人——Jennifer，Luke以及我的兄弟Slimage，
他们让这一切变得更有价值。

William P. Adams, Jr., MD

译者名单

主　译

王先成　穆大力　史京萍

主　审

栾　杰　江　华

副主译

易成刚　曾　昂　何　玮　刘洁琼

参译人员（按姓氏笔划排序）

史京萍　南京医科大学第一附属医院（江苏省人民医院）整形烧伤外科

朱　轶　湖南省人民医院整形与激光美容科

刘洁琼　中山大学孙逸仙纪念医院乳腺肿瘤中心乳腺外科

祁　敏　中南大学湘雅医院整形美容外科

杨季涛　济南艺星整形美容医院

何　玮　湖南省第二人民医院整形美容外科

何　英　湖南省肿瘤医院乳腺外二科

宋达疆　湖南省肿瘤医院肿瘤整形外科

张文超　中国协和医科大学北京协和医院整形美容外科

易东风　湖南长沙亚韩整形美容医院

易成刚　空军军医大学西京医院整形外科

孟宪熙　中南大学湘雅二医院烧伤整形美容外科

胡朝辉　湖南长沙爱思特整形美容医院

曾　昂　中国协和医科大学北京协和医院整形美容外科

熊绍恒　空军军医大学西京医院整形外科

熊　祥　中南大学湘雅二医院烧伤整形美容外科

穆大力　中国医学科学院整形外科医院乳房整形美容中心

编者名单

主　编

William P. Adams, Jr., MD
Associate Professor
Program Director of Aesthetic Surgery Fellowship
Department of Plastic Surgery
The University of Texas at Southwestern Medical Center
Dallas, Texas

参编人员

Christy Aguilar
Patient Educator and Practice Manager
William P. Adams Jr., MD Private Practice
Dallas, Texas

Priscilla Balbinot, MD
Plastic Surgeon
Pieta Hospital Curitiba
Parana, Brazil

Bradley P. Bengtson, MD, FACS
Founder
Bengtson Center for Aesthetics and Plastic
　Surgery
Associate Professor of Plastic Surgery
Michigan State University
Grand Rapids, Michigan

Louis P. Bucky, MD, FACS
Plastic and Reconstructive Surgeon
Bucky Plastic Surgery
Clinical Professor of Surgery
University of Pennsylvania
Philadelphia, Pennsylvania

Daniel A. Del Vecchio, MD, MBA
Associate Staff Physician
Massachusetts General Hospital
Back Bay Plastic Surgery
Boston, Massachusetts

**Anand K. Deva, DSc (Med), MBBS (Hons),
　MS, FRACS**
Head
Cosmetic Plastic and Reconstructive Surgery
　Macquarie University
Macquarie University Clinic
Macquarie Park
Australia

Ruth Graf, MD, PhD
Adjunct Professor
Federal University of Parana
Curitiba, Parana
Brazil

Patrick Mallucci, MB, ChB, MD, FRCS
Consultant Plastic Surgeon
Private Practice

British Association of Aesthetic Plastic Surgeons
British Associate of Plastic, Reconstructive, and
    Aesthetic Surgeons
London, United Kingdom

Paolo Montemurro, MD
Specialist in Plastic Surgery
Akademikliniken
Stockholm, Sweden

Maria Cecilia Closs Ono, PhD, MD
Adjust II Professor
Federal University of Paraná
Rua Rosa Kaint Nadolny
Curitiba, Brazil

Daniele Pace, MD
Plastic Surgeon
Peita Hospital Curitiba
Parana, Brazil

Jason Roostaeian, MD
Associate Clinical Professor
UCLA Plastic and Reconstructive Surgery
Los Angeles, California

Kevin H. Small, MD
Director of Plastic Surgery
New York Bariatric Group
Roslyn Heights, New York

Ran Y. Stark, MD
Plastic and Reconstructive Surgeon

Bucky Plastic Surgery
Philadelphia, Pennsylvania

Louis L. Strock, MD, PA
Plastic and Reconstructive Surgeon
Private Practice
Fort Worth, Texas

Steven Teitelbaum, MD
Associate Clinical Professor of Plastic Surgery
UCLA School of Medicine
Los Angeles, California
President
California Society of Plastic Surgeons
Private Practice
Santa Monica, California

Karen Vickery, BVSc, MBSc, PhD
Scientific Director
Surgical Infection Research Group
Faculty of Medicine and Health Sciences
    Macquarie University
Macquarie Park
Australia

**W. Louis F. Wessels, MD, MBChB FRACS
(Plast)**
Cosmetic, Plastic, and Reconstructive Surgeon
Senior Lecturer
Faculty of Medicine and Health Sciences of
    Macquarie University
Sydney, Australia

中文版前言

在中国，隆乳术在美容类手术项目中可以排到第三位，前两位是眼、鼻整形术。随着人们生活水平的不断提高，越来越多女性对自身形体要求更高，运动健身能改善部分身材缺陷，而隆乳术则能明显改善女性的胸部外形，起到立竿见影的效果，从而使得女性更加有魅力、有吸引力，身材也更加完美。近十年来，隆乳术虽一直呈现增加趋势，但仍然存在较高的再修复率，其原因除了与医生的技术经验有关，还与医生和患者的审美水平及对并发症的预防和处理措施是否得当等有关。因此，如何规范隆乳术的技术操作，降低并发症，成为迫在眉睫的问题。

本书涵盖了患者术前宣教、基于组织的设计原则及方法、High Five临床评估流程、乳房3D模拟成像的作用及不足之处、不同类型假体的比较及如何选择合适假体、不同切口隆乳技术详细分析（包括双平面技术）、隆乳术后修复原因及技术关键点、术后如何护理等丰富内容，还附有手术视频，充分展示了隆乳术的基本步骤及关键点，结合本书内容，可以让读者能更直观领会隆乳手术的精髓。

本书适合年轻的整形外科医生或具有一定乳房手术经验的医生，看完此书后，能给自己的观念及技术带来较大的改善，从而更好地为患者服务。

本书的译者都是来自国内本领域的专家，在此我要感谢所有的译者，他们为完成原著的翻译工作付出了宝贵的时间、大量的精力。我也要感谢我的博士生导师乔群教授，尽管导师英年早逝，但我对乳房手术的理解和规范操作都得益于导师的传授。最后，还要感谢我国知名乳房整形专家、中华医学会整形外科学分会主任委员栾杰教授，以及中国医师协会美容与整形医师分会会长江华教授对本书翻译工作的指导！

王先成

英文版前言

有统计数据显示，隆乳术一直是美国手术量排名第一或第二的外科手术。2016年排名前五的整形手术为：隆乳术，290 000例；抽脂术，235 000例；鼻整形，223 000例；眼睑手术，209 000例；面部提升术，131 000例。这一数据来自美国美容整形外科学会。

从全球来看，这些趋势是一致的，并且隆乳术在寻求改善乳房大小和形状的患者中持续受到欢迎的同时，其手术操作水准也得到提升，从而进一步促进需求增长。并且，需求进一步增长的潜力仍然巨大。尽管隆乳术在历史上一直被认为是一种将假体放入乳房囊腔的外科手术，但是现在我们知道，除了外科手术之外，还涉及更多的事项。事实上，从某种意义上说，隆乳的非手术方面因素可能比外科手术本身更重要。这确实是隆乳手术过程的精髓。

因此，正是这些新的、经过验证的过程的实施，改善了隆乳术的效果，并促进了隆乳需求的增长。尽管如此，许多外科医生仍然想知道如何高水平地完成隆乳术。考虑到这一需要，这本关于"我该怎么做"的视频图谱，可使各级外科医生从中获益。本书的目标受众是任何希望为患者将隆乳效果提升到更高一级水平的整形外科医生。本书的各个部分主要关注的是各项具体的外科技术，这些技术被分步骤地描述和说明，以使读者能够理解其原则、技术和细微差别，这些技术在过去10余年中已经被认可，可为患者提供最佳结果。

我们希望这本书能为所有热爱隆乳术的外科医生提供参考。每个章节将侧重于初次隆乳和再次隆乳的不同技术方法。照片和插图直接放在相应的文字旁边，以进一步详细说明这一技术。

重要的是，各级外科医生都要敏锐地意识到全球的隆乳术临床实践效果并不理想。当人们看到2～3年内再手术率从15%～24%不等，患者的恢复（另一项反映手术质量优秀与否的指标）在长时间未能达到最佳时，我们应该共同把这个手术完成得更好。本书中描述的技术和方法可以作为重要法则，使外科医生能够为患者提供更高质量的技术或服务。

最后，提高手术的最终效果是衡量一切的标准。无论外科医生多么有经验，本书中所介绍的技术都能帮助他们改善手术的最终效果。

　　我想感谢所有的作者和参编人员，他们为完成那些优秀章节内容付出了时间和牺牲。最后，我要感谢Sue Hodgson和她的团队（Thieme/CRC Press），他们让这本书成功出版。

　　我希望你喜欢这本书，并认为它能提升你的实践水平，最终改善患者的手术效果。

致　谢

在这本书中，我要感谢很多人。感谢 Sue Hodgson，她是很好的合作伙伴，也是使这本书成功出版的关键人物。感谢 Jennifer Gann，Brenda Bunch，Elizabeth Palumbo 和 Thieme 的团队对本书的帮助。

目　录

视频目录

视频8.3　分离第1部分

https://www.thieme.de/de/q.htm?p=opn/cs/19/5/9370844-a4c3f106

视频8.4　分离第2部分

https://www.thieme.de/de/q.htm?p=opn/cs/19/5/9370841-f0b63b1a

视频8.5　分离第3部分

https://www.thieme.de/de/q.htm?p=opn/cs/19/5/9370839-3aea0c0e

视频8.6　分离第4部分

https://www.thieme.de/de/q.htm?p=opn/cs/19/5/9370840-9033a5e0

视频8.7　双平面的调整

https://www.thieme.de/de/q.htm?p=opn/cs/19/5/9370837-8161adc0

视频8.8　对侧的分离

https://www.thieme.de/de/q.htm?p=opn/cs/19/5/9370838-d441f605

视频8.9　乳房下皱襞隆乳

https://www.thieme.de/de/q.htm?p=opn/cs/19/5/9370857-354c4c58

视频9.1　切口设计

https://www.thieme.de/de/q.htm?p=opn/cs/19/5/9370835-9f623260

视频9.2　初步分离

https://www.thieme.de/de/q.htm?p=opn/cs/19/5/9370836-6da098ff

视频9.3　肌肉分离第1部分：内镜下囊腔的制备

https://www.thieme.de/de/q.htm?p=opn/cs/19/5/9370834-5f4c5341

视频9.4　肌肉分离第2部分：肌肉分开

https://www.thieme.de/de/q.htm?p=opn/cs/19/5/9370832-66738103

第1章
隆乳术的过程

William P. Adams, Jr.

摘要

■ 了解隆乳术的过程是优化隆乳结果的关键。多年来，外科医生一直认为隆乳术是将假体放入囊腔的外科手术过程；然而，这只包含了手术的一部分。高水平实施隆乳手术包括以下4个主要步骤：患者教育、基于组织的术前设计、精细的手术技术（24小时快速康复）和明确的术后护理指导。

关键词

■ 隆乳术的过程，乳房假体，结局，康复

要点

● 熟知隆乳术的过程是高水平实施隆乳手术操作的关键。
● 4个步骤构成整个过程，应结合练习以优化患者效果。

1.1 引言

40多年来，隆乳术一直是整形外科医生实践中不可或缺的一部分。尽管隆胸材料已经有了不少发展，可正如多次上市前获批（PMA）的临床试验所记录的那样，患者的效果仍然不理想。与许多其他外科领域不同，隆乳缺乏明确的患者管理流程。

45年来，隆乳一直被认为是单一的孤立手术；然而，在连续6年的PMA研究详细记录中，高达15%～24%的再手术率导致了对这一手术过程的批判性分析[1, 2]。

影响结果的因素已经确定，并提出相关实践建议。

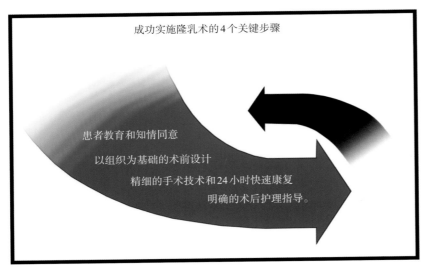

图1.1　成功实施隆乳术的4个关键步骤

该研究将该手术过程重新定义为在假体植入手术操作基础上更完善的过程。这个过程的概念对外科医生来说很重要，因为他们改进了手术方法。基本组成部分包括患者教育和知情同意、基于组织的术前设计、精细手术技术和24小时快速康复，以及明确的术后护理计划。先前的报道已经定义了关键的内容，并且这些原则已经被整合、提炼和定制成一个全面的过程，包括每个关键步骤的"外科医生-员工-患者"的"行动点"。虽然每个步骤可以单独使用，但这些步骤的序贯组合已经为患者带来了明显改善的结果，远远好于单独使用其中的一部分。近年来，由于这一过程的关键组成部分已被阐明，这一概念的过程和方法已被证明是在不同患者上可复制的[3-5]。

以下是患者手术的4个主要步骤（图1.1）：

（1）患者教育和知情同意。

（2）以组织为基础的术前设计。

（3）精细的手术技术和24小时快速康复。

（4）明确的术后护理指导。

1.2　患者教育和知情同意

首先，所有患者接受相关人员进行的患者教育和知情同意过程（参见第2章）。患者被要求在咨询之前完成信息录入，这可通过电话或由患者教育专家亲自进行，平均时间为45～60分钟。在患者教育和咨询期间，所有的概念、问题和细节都会直接与患者进行讨论[6]。每个患者的教育和咨询永远不会是一样的，因为它是根据患者所知道的内容和患者的问题量身定制的。患者知道得越多，她们做得越好。

1.3　基于组织的术前设计

基于组织的术前设计涉及根据客观的乳房条件选择合适的假体。外科医生咨询仅仅在患者教育咨询成功完成后进行。外科医生咨询的平均时间为30分钟。外科医生咨询的两个主要目标是客观地评估患者的乳房情况，以及确认患者的目标（之前在患者教育咨询期间以书面形式阐述过）基于患者的乳房大小和组织是合理的。组织评估是基于先前发表的技术（High Five），最近使用的是遵循类似原理的新一代假体特异性组织选择系统[3]。High Five过程的基本原理允许外科医生在术前做出决定隆乳手术效果的5个关键决策。

（1）囊腔平面。

（2）假体大小，这是基于组织的预测乳房的最佳填充量。

（3）假体类型。

（4）乳房下皱襞位置。

（5）切口。

过去5年中，作者发现除了真正的健美运动员外，所有患者使用双平面囊腔时都能获得非常好的效果。同样，所有病例都毫无例外地使用新的乳房下皱襞切口，因为它具有最强的可控性和可预测性，并且包膜挛缩率更低。

假体的大小基于乳房宽度和乳房类型（乳房皮肤组织罩顺应性和术前填充）。假体的类型是基于与患者的讨论以及三维（3D）成像的模拟结果。外科医生与患者一起在高清晰度3D成像显示器上直接查看患者的乳房照片，以便在患者术后结果和图像分析表上回顾乳房不对称的原因和乳房形态，并签名确认（图1.2）。

在这一关键的与患者互动的环节，即外科医生在患者教育过程中，在查看和绘制图片时，患者双乳不对称性应被辨识（大小和形状两方面）并进行讨论和处理。外科医生将强调手术后乳房不会完全"匹配"的现实，讨论根据目前乳房间距离产生的对乳沟的限制，讨论囊腔平面的理论基础，以及假体可触及的可能性，特别是在乳房的下部和外侧部可触及性。在整形外科论坛上经常听到"管理患者的期望值"这句话，然而很少给出具体细节。这张图像分析表是有效管理隆乳患者期望值的工具（图1.2）。作者找到了3D成像技术的辅助咨询工具，有效提高了咨询和沟通的效率。

1.4　精细的手术技术和快速康复

手术计划经外科医生咨询后在术前制订。这包括假体的大小和类型，没有使用尺寸器，只订购了两个假体（一个备用）用于患者。所有患者均在全身麻醉下进行，并配合短效肌松剂麻痹肌肉，患者预先服用塞来昔布400 mg。新的乳房下皱襞切口是根据乳房宽度/假体

患者图像分析表
隆乳后可能改变的或未能完全纠正的情况

患者：＿＿＿＿＿＿＿＿＿＿＿＿＿＿＿＿＿＿＿＿＿＿＿＿＿＿＿＿＿＿＿＿＿

日期：＿＿＿＿＿＿＿＿＿＿＿＿＿＿＿＿＿＿＿＿＿＿＿＿＿＿＿＿＿＿＿＿＿

☐ 左/右乳房增大——双乳将不会完全对称
☐ 左/右乳头/乳晕在胸壁上偏高，这一点无法完全纠正
☐ 左/右乳房下皱襞在胸部位置较高，这一点无法完全纠正
☐ 乳头在双侧乳房上的位置是不同的，这一点同样无法完全纠正
☐ 双乳间距在某种程度上缩窄，至少将留下＿＿＿＿＿＿cm的间距
☐ 胸壁存在不对称，这是无法纠正的，而且将影响到乳房形态
☐ 胸壁上整个乳房的位置不会改变，如果一侧乳房下皱襞低于另外一侧，隆乳后该侧乳房位置偏低
☐ 基本的乳房形状和构成将会类似于现在的状态，巨大的改变不会发生，但是毫无疑问乳房会增大
☐ 乳房下外侧皮肤组织较薄时，术后假体可能会被摸到

☐ 其他：＿＿＿＿＿＿＿＿＿＿＿＿＿＿＿＿＿＿＿＿＿＿＿＿＿＿＿＿＿
☐ 其他：＿＿＿＿＿＿＿＿＿＿＿＿＿＿＿＿＿＿＿＿＿＿＿＿＿＿＿＿＿
☐ 其他：＿＿＿＿＿＿＿＿＿＿＿＿＿＿＿＿＿＿＿＿＿＿＿＿＿＿＿＿＿
☐ 其他：＿＿＿＿＿＿＿＿＿＿＿＿＿＿＿＿＿＿＿＿＿＿＿＿＿＿＿＿＿

患者：请在下面签上您对上述条款的理解与接受

＿＿＿＿＿＿＿医生已经与我详细复述了我的患者图像资料。我已经看到、理解并接受上述每一个方面。这些因素在我隆乳后不会改变或者仅仅是部分改善。我完全理解并接受，我的乳房或假体不会双侧完全对称。完美并非是一个必选项。唯一明确的是我的乳房将会增大。

图1.2 患者图像分析表

体积和乳头到下皱襞距离的关系来设计完成的[3]。手术技巧在第7～11章中将详细介绍。采用减少组织创伤的技术在直视下非钝性分离以制作假体囊腔平面[7-9]。囊腔准备遵循计划[10]的第14项（参见第7章），包括使用适当的三联抗生素冲洗和其他技术来尽量减少对假体的污染，如更换手套和在假体放置前擦拭局部皮肤[8]。使用这种方法，在300例中有297例（99%）不需要假体尺寸器，且在手术日之前的术前咨询中确定了假体的选择。切口缝合分3层或4层进行，包括用于关闭乳房浅筋膜的深层可吸收线缝合（3-0 PDS）、真皮下深层缝合（4-0 PDS）和皮肤皮下缝合（4-0 Monocryl）。

1.5 明确的术后护理指导

给予所有患者详细而明确的术后护理指导（表1.1）。这些指导在手术前一天和手术当天将再次强调，并确定患者手术结束出院后的依从性以及恢复正常活动的能力。

表 1.1　患者术后护理指导

伤口护理	术毕伤口放置自黏性凝胶条，留置1周，然后进行去瘢痕治疗
胸罩	圆形假体不需要佩戴胸罩，而根据患者的喜好选择来使用，解剖型假体需使用6周胸罩，然后使用6周聚拢型胸罩
活动	回家后小睡2小时，然后起床淋浴，洗20分钟热水澡后穿好衣服，不要躺在床上，在接下来5天里，醒着的时候每小时举5次手臂
锻炼	从第2周开始进行有氧运动，从第4周开始增加胸部力量锻炼，从第6周开始增加胸部力量/仰卧起坐

1.6　结果

2001—2006年，共对300例初次隆乳的患者进行了前瞻性随访，还分析了2个亚队列：① 2001—2006年接受生理盐水假体初次隆乳的128例患者；② 2002—2006年在美国食品和药品监督管理局（FDA）PMA临床试验中接受初次隆乳的患者，均具有标准临床研究监督患者人口统计的数据，如表1.2所述。

表 1.2　患者与假体统计数据

	2000—2006年全部病例	盐水假体例数	形式稳定的凝胶假体例数
平均年龄（岁）	36	36	36
范围（岁）	20～64	20～56	21～64
平均容积（mL）	289	302	276
范围（mL）	150～560	150～560	180～395

主要队列和次队列的平均年龄为36岁。整个队列的平均假体大小分别为289 mL，生理盐水和形式稳定的黏性凝胶亚组分别为302 mL和276 mL。

假体类型和囊腔平面详见表1.3和表1.4。

大多数假体都采用双平面放置。98%的假体是通过乳房下皱襞切口放置的。

患者术后随访，患者结局/再手术和并发症报道见表1.5。

整个队列的平均随访时间为2.1年（9个月至6年）。生理盐水和形态稳定的黏性凝胶假体的平均随访时间分别为1.7年（9个月至6年）和2.3年（1～5年）。整个队列的再手术率为3.7%，生理盐水假体和形态稳定黏性硅凝胶假体亚组的再次手术率分别为3.9%和2.9%。

表 1.3 囊 腔 平 面

囊腔平面	全部（N=300）	盐水假体例数（n=28）	形态稳定的凝胶假体例数（n=172）
DP1	245	104	141
DP2	43	23	20
DP3	8	–	8
RP	2	1	1
SG	1	–	1

表 1.4 假 体 类 型

盐水假体例数（n=128）	光 面	111
	毛 面	1
	468	16
	总 计	128
形态稳定的硅凝胶假体例数（n=172）	CPG	135
	410 FM	28
	410 FF	5
	410 MM	4
	总 数	172

再次手术的原因在表 1.6 进行了说明。

1.7 讨论

尽管误解很普遍，但是隆乳并不是一个简单过程，它包含的不仅是简单地将假体放入囊腔。在过去 10 年，隆乳术技术有了长足进步；然而，临床对照试验表明，对于这种择期手术，再手术率仍然很高（至第 3 年时，再手术率高达 15% ～ 24%）[1, 2]。这一过程比通常认为的更加复杂，隆乳手术的过程强调了其中"非手术"的部分（患者教育、基于组织的设计和术后康复），即使不是更重要，但至少是具有同等的重要性。

表 1.5 并发症、平均随访时间和再手术

并发症	病例数	N=299（占比，%）	盐水假体例数	n=128（占比，%）	形态稳定的硅凝胶假体例数	n=171（占比，%）	轮廓硅凝胶假体例数	n=135（占比，%）	410型假体例数	n=37（占比，%）
包膜挛缩	3	1.00	2	1.50	1	0.58	1	0.75	0	0.00
软组织拉伸	8	2.68	7	5.26	1	0.58	1	0.75	0	0.00
感染	3	1.00	2	1.50	1	0.58	1	0.75	0	0.00
血肿	2	0.67	1	0.75	1	0.58	1	0.75	0	0.00
旋转	2	0.67	2	0.75	0	0.58	0	0.00	1	2.70
乳房变小	2	0.67	2	1.50	0	0.00	0	0.00	0	0.00
表面起皱/可触及	18	6.02	4	2.26	15	8.77	14	10.45	1	2.70
色素过度沉着	4	1.34	1	0.75	3	1.75	3	2.24	0	0.00
拉伸标记	1	0.33	1	0.75	0	0.00	0	0.00	0	0.00
不对称	1	0.33	1	0.75	0	0.00	0	0.00	0	0.00
伤口延迟愈合	1	0.33	1	0.75	0	0.00	0	0.00	0	0.00
增生性瘢痕	3	1.00	1	0.75	2	1.17	2	1.49	0	0.00
过度敏感/神经性疼痛	6	2.01	0	0.00	6	3.51	6	4.48	0	0.00
乳房下极变形	1	0.33	0	0.00	1	0.58	0	0.00	1	2.70
平均随访时间	2.1年	–	1.71年	–	2.3年	–	2.5年	–	1.7年	–
再手术率	3.7%	–	4.70%	–	2.90%	–	3.70%	–	0	–

表 1.6　再手术原因

再手术原因	病例数	N=300(占比,%)	盐水假体例数	n=128(占比,%)	形态稳定的硅凝胶假体例数	n=172(占比,%)	轮廓硅凝胶假体例数	n=135(占比,%)	410型假体例数	n=37(占比,%)
包膜挛缩	1	9.09	1	16.67	0	0.00	0	0	0	0.00
迟发血肿（术后5周）	1	9.09	–	0.00	1	20.00	1	20.00	0	0.00
急性血肿	1	9.09	–	0.00	1	20.00	1	20.00	0	0.00
感染（血清肿）	1	9.09	–	0.00	1	20.00	1	20.00	0	0.00
调整乳房大小	0	0.00	0	0.00	0	0.00	0	0	0	0.00
患者要求取出	1	9.09	–	0.00	1	20.00	1	20.00	0	0.00
包膜挛缩	2	18.18	2	33.33	0	0.00	0	0	0	0.00
假体旋转	1	4.55	1	8.33	–				0	0.00
软组织拉伸	3	31.82	2	41.67	1	20.00	1	20.00	0	0.00
总数	11	100.00	6	100.00	5	100.00	5	100.00	0	–

注：97%的患者能够在24小时内回归到日常生活的正常活动中（抬手至头上、开车、洗吹头发）。

患者教育的部分再怎么强调都不为过，因为这仍然是最关键但经常被忽视的部分。患者教育过程关键的部分是：

（1）在实践中教育患者，让她们共同承担（假体的选择基于她的喜好以及她乳房大小和组织情况，或选择权衡的替代方法）。

（2）通过直接的医患互动，与患者一起查看她们的照片，并指出术前应沟通的关键问题，包括所有患者均不可能双乳完全对称，并指出只能在一定程度上纠正这些不对称，以及假体可触及的原因和乳房下极与外侧部的假体可触及的可能性。图像分析表（图2.2）是一个非常强大又简单的工具，它是患者教育过程和外科医生咨询的一部分。

以组织为基础的术前设计让外科医生防止患者第一次尝试就轻易放弃手术。High Five流程是两个基于组织的评估系统之一[3]。患者经常来医生办公室提出希望看起来像"这个女人""这个泳衣模特"或变成这个胸罩罩杯大小，但患者通过教育过程和基于组织的设计，可以非常清楚地知道选择假体的类型和大小取决于患者自身的组织条件。

　　同样重要的一个问题是，谁应该决定隆乳的尺寸，是患者还是医生。毫无疑问，大部分整形手术既是艺术又是科学；然而，艺术本身是真正"无结构"的，没有明确的界限。以过程为导向会阻碍"艺术家"技能发展的观念是错误的，但实际上，这个过程只会有助于提高一个人的艺术素养，因为它定义了纯艺术方法不能清楚阐明的问题。

　　以前，外科技术通常是许多外科医生考量隆乳手术的唯一部分。目前，外科技术的进步不仅增强了实际的外科手术过程，而且明确定义了该过程的患者教育和基于组织的设计部分的重要性，因为这使得外科医生在进入手术室之前几乎可以做出每一个决定。这不仅允许外科医生比以往在手术室能做出更好的决定（特别是假体的大小），而且还允许手术过程尽可能高效快速地进行。非常精细的无损伤切开和预先的止血措施（在出血之前识别和结扎血管或穿支血管）使得医生在不到10分钟的时间内可以剥离两个乳房囊腔。这不仅极大地减少了组织创伤，而且还可以减少术中麻醉药物、额外的肌松药及其拮抗剂的使用，所有这些因素都可能影响术后的恢复。虽然使用适当的乳房囊腔冲洗液已经被广泛接受[8, 11, 12]，但是外科医生容易忽略假体周围其他潜在的污染因素，包括在没有更换清洁手套的情况下处理假体，或者直接将假体与手术部位接触。这些做法不适合精细的手术过程，应该避免，以尽量减少并发症，包括包膜挛缩和再次手术。

　　有趣的是，快速康复是改进手术方法的一个附加好处，或者称之为"副产品"，同时也能评估手术质量的第二个最佳指标（再手术率是第一个最佳指标）。事实上，快速康复的确是整个过程一个有利的"副产品"[9, 13, 14]。最初的文献指出97%的患者（300例中的291例）恢复到完全正常的日常生活，其中包括洗发/烘干头发、穿衣服、接3岁以下的儿童、驾驶汽车，以及其他类似活动。我们在2008—2016年的8个手术直播中演示了这一过程和24小时快速康复。

　　外科医生、患者和医务人员经常对24小时快速康复的可行性持怀疑态度。这个过程通常是基于不同外科医生的个人喜好进行修改的，但正如前面所讨论的，这一过程只有在按正确的顺序和程序完成时才能起作用。添加到这个过程中的其他辅助措施，如注射剂、引流管、止痛泵、肩带、特殊胸罩、麻醉剂和限制手臂运动，都偏离了快速康复的目标。

　　更换假体大小的问题也引起了人们的兴趣。在两个队列研究中接受再次手术的患者均无要求改变假体大小。因此这提示假体更换更取决于外科医生而非患者要求改变大小。这一观点没有考虑到本文的主题关于隆乳"过程"的真正宗旨。术后头2年内提出再次手术改变假体大小的要求表明外科医生和工作人员在患者教育和基于组织的设计出现了失败。如果患者是根据其个人最佳填充量和相对其自身组织条件最安全的填充量来选择假体的，她是了解这些限制的。这样的患者在术后仍然受益于术前良好的教育，通常不会因为要求改变假体大小而再次手术。这并不意味着这些患者没有经历"习惯她们的新乳房大小"和"忘记手术前乳房情况如何"的正常人类心理适应过程,这是正常的人性,大约20%的患者可能会向我们的工作人员评论术后的乳房大小,但她们会被提醒选择假体大小的原因,并看到术前和术后对比照片。这通常会导致患者重申她们最初关于假体大小选择的决定。

同样令人信服的是,外科医生和假体制造商经常喜欢谈论特定假体的结果,但最终结果并不是取决于假体,而是这个手术过程,因为这对患者来说是最重要的益处。未来假体的进步将提高这一手术过程的效果,但永远不会是第一因素。手术过程决定了患者的体验、再手术率、术后康复,而且手术过程直接关系到手术整体成功的比例[15, 16]。

也许,最重要的因素是过程是可传授的。通过有针对性的学习课程,外科医生可以很容易地获得技能、知识和专业技术,来完成本章中描述的手术过程。外科医生在他们职业生涯的不同阶段报道使用相似的方法来产生相似的结果。这些报道总计超过2 500例初次隆乳手术,平均随访6年,再手术率低于3%[3, 4, 5, 8, 9]。这一过程的可传承性也在我们位于得克萨斯州达拉斯的得克萨斯大学西南医学中心的住院医师培养计划中得到了常规展示。为感兴趣的住院医师引入这一过程,并在直接指导下完成各个阶段。很明显,他们自己运用这些概念指导实践,来获得满意的患者效果。

1.8 结论

类似于在成功的企业和行业中实施某一个制度,在隆乳中实施明确的流程有助于使手术过程系统化,并最终有助于减少导致再次手术发生。隆乳过程对患者和手术的经济方面影响,不是本文的重点,但这一趋势对全球隆乳市场产生了积极的影响,不仅在当下,而且随着时间的推移越发深远。最后,在这种流程化的隆乳方法中,最大的赢家理所当然是患者。

参·考·文·献 --

[1] Mentor Corp. Silicone gel and Saline Implant PMA Clinical Trials. Available at: http://www.fda.gov/cdrh/breastimplants/index.html. Accessed February 25, 2008.

[2] Inamed Corp. Silicone gel and Saline Implant PMA Clinical Trials. Available at: http://www.fda.gov/cdrh/breastimplants/index.html. Accessed February 25, 2008.

[3] Tebbetts JB, Adams WP, Jr. Five critical decisions in breast augmentation using five measurements in 5 minutes: the high five decision support process. Plast Reconstr Surg. 2005; 116(7): 2005−2016.

[4] Bengtson B. Experience with 410 implant. Presented at the American Association of Aesthetic Plastic Surgery Meeting, New Orleans, 2005.

[5] Jewell M. Presented at S8 Breast Education Course. American Association of Aesthetic Plastic Surgery Meeting, New Orleans, 2005.

[6] Tebbetts JB, Tebbetts TB. An approach that integrates patient education and informed consent in breast augmentation. Plast Reconstr Surg. 2002; 110(3): 971–978.

[7] Tebbetts JB. Dual plane breast augmentation: optimizing implant-soft-tissue relationships in a wide range of breast types. Plast Reconstr Surg. 2001; 107(5): 1255–1272.

[8] Adams WP, Jr, Rios JL, Smith SD. Enhancing patient outcomes in aesthetic and reconstructive breast surgery using triple antibiotic breast irrigation—6 year prospective clinical study. Plast Reconstr Surg. 2005; 116: 1.

[9] Tebbetts JB. Achieving a predictable 24-hour return to normal activities after breast augmentation: Part II. Patient preparation, refined surgical techniques, and instrumentation. Plast Reconstr Surg. 2002; 109(1): 293–305, discussion 306–307.

[10] Deva AK, Adams WP, Jr, Vickery K. The role of bacterial biofilms in device-associated infection. Plast Reconstr Surg. 2013; 132(5): 1319–1328.

[11] Adams WP, Jr, Conner WCH, Barton FE, Jr, et al. Optimizing breast pocket irrigation: an in vitro study and clinical implications. Plast Reconstr Surg. 2000; 105(1): 334–338, discussion 339–343.

[12] Adams WP, Jr, Conner WCH, Barton FE, Jr, et al. Optimizing breast-pocket irrigation: the post-betadine era. Plast Reconstr Surg. 2001; 107(6): 1596–1601.

[13] Adams W. Optimizing results in breast augmentation. Presented at the ASAPS S8 Instructional Course, New Orleans, LA, 2005.

[14] Adams W. Optimizing breast augmentation recovery. Presented at the Beauty thru Science, Stockholm, SW, 2007.

[15] Tebbetts JB. Achieving a zero percent reoperation rate at 3 years in a 50-consecutive-case augmentation mammaplasty premarket approval study. Plast Reconstr Surg. 2006; 118(6): 1453–1457.

[16] Adams WP, Jr. The process of breast augmentation: four sequential steps for optimizing outcomes for patients. Plast Reconstr Surg. 2008; 122(6): 1892–1900.

第2章
患者宣教

William P. Adams, Jr. and Christy Aguilar

摘要

■ 当我们把隆乳术当成一套流程时，患者术后效果则会得到改善。术前宣教是整个流程中最重要的一部分，患者术前对隆乳术整个过程了解越多，术后效果越好。由于宣教理念往往被人们所忽视，却又因此导致效果不佳，所以我们应当付诸更多努力去推进这些理念的实践。

关键词

■ 患者宣教，隆乳术，乳房假体，隆乳过程

要点

● 术前获知更多，配合更好。

● 患者宣教是隆乳手术过程中最重要的环节。

● 患者宣教最好以团队形式进行，同时与手术知情同意过程相结合。

● 专职宣教人员可以通过电话问询或者面对面交谈等形式对每位患者进行时长为30～45分钟的宣教咨询，并与术者咨询相区分。

  患者宣教的主要目的如下：

● 了解并判定患者怎样选择假体。

● 让患者认识到术前双侧乳房已经存在不对称，并且要接受隆乳术后不对称依旧存在的事实。

● 详细解释手术操作以及围手术期事项。

2.1　术前获知更多，配合更好

在过去的10年中，隆乳术中患者宣教的作用已经得到证实和认可。尽管许多人已经意识到患者宣教的重要性，但鲜有人制订一套可重复的工作流程，以便在实际工作中将这一理念传递给每位患者。在2002年，Tebbetts在前沿刊物上发表了一套严格的方法，确保可向患者进行充分的宣教和知情告知。在此之前，整形外科医生通常采用非正式的口头交代和书面的手术知情同意书等方式进行宣教，但往往达不到理想效果。我们团队既往一直采用此类低重复性方法，直到2002年才基于原始资料制订了一套特定的隆乳术宣教/知情同意文件[1]，要求患者在宣教咨询前完成这些文件的填写，可以由专职宣教人员用电话问询或面对面谈话等形式完成，该过程平均需要30分钟（时间较5年前的45～60分钟有所缩短）。在整个宣教咨询过程中，隆乳术相关的所有概念、事项以及局限性均要向患者明确提及并总结陈述（图2.1）。图2.1所示的检查单是一个通用的指南。本章主要向读者阐明宣教咨询的主要目标。

2.2　初次宣教咨询

隆乳术前宣教咨询兼具艺术性与科学性，宣教人员能够关键性地识别出患者与其初始偏好记录中的不一致的内容，然后据此讨论，让患者重新定位偏好，或再次宣教。

此外，宣教咨询是一种向患者介绍和强化理解手术过程的方式，为她提供尽可能多的信息以便于她在自身隆乳手术决策中做出更恰当的选择。在当前的信息技术时代，大多数患者往往需要"筛选"他们在网上搜集到的和从自称隆乳专家或朋友那里获取的所有错误信息。下一步是告诉患者什么才是最重要的。

隆乳手术宣教咨询的目的是为了积极解决现有问题和减少术后问题。宣教咨询有助于建立与患者之间的联系，患者的病史会直接提交给宣教人员，并在宣教咨询前进行汇总，对已获取的患者病史和人口统计信息进行评估有利于宣教人员建立患者病历档案。电话沟通的时间应该主要花在建立融洽关系以及宣教上，而不是询问病史。人口统计信息和病史可帮助宣教人员展开有关家庭、爱好等方面的谈话，找到共同点和相关性，例如根据患者是否有孩子可以向不同方向深入谈话。人口统计信息包括患者的年龄、职业、孩子年龄、服药史、补充信息（健康意识/整体健康情况）、偏好的罩杯大小等，以及患者是喜欢自然或不自然的乳房外形。怀孕前后的乳房大小可决定是否推荐乳房悬吊术。患者要做好准备，了解乳房大小对于手术的局限性以及行乳房悬吊术的可能性，需准备接受隆乳术同期或二期行乳房悬吊术的建议。受过良好宣教的患者在术前就能权衡利弊，理解手术局限性，在术前知情同意时，可从建议中获得内心平静，抱有切合实际的期望。

患者关注的问题	☐ 既往是否有其他类型整形手术史？

患者关注的问题

_____
_____
_____
_____
_____
_____
_____

术者其他问题

_____
_____
_____
_____
_____
_____
_____
_____
_____
_____
_____
_____

☐ 既往是否有其他类型整形手术史？
  ☐ 是否对术后效果满意？
☐ 在你的诊疗过程中宣教人员的作用
☐ 我们对患者宣教的承诺
☐ 我们今天讨论哪些方面
☐ 之前是否已经阅读我们给您提供的信息？
  ☐ 临床评估表，病史和患者意愿
☐ 假体是否会引发疾病？
  ☐ 研究及出处
☐ 乳房假体和乳房肿瘤
☐ 乳房假体和乳房X线检查
  ☐ 所有乳房假体均会影响乳房X线检查
☐ 乳房假体工艺
  ☐ 不断改进的替代品；现有的假体
  ☐ 假体的局限性；假体均有取舍
☐ 总结选择
  ☐ 切口选择：乳房下皱襞切口、腋窝切口、环乳晕切口和腋窝切口
  ☐ 假体放置平面选择：乳腺后平面、胸大肌后平面、双平面以及胸肌后平面
  ☐ 现有假体选择（均为盐水假体）：光面圆形假体、毛面圆形假体、毛面假体、解剖型假体以及各自制造商
  ☐ 根据软组织条件选择合适的术式和假体以避免长期风险和损害
☐ 决定最佳体积
  ☐ 如果仅让你选择假体大小，你会如何选择？
  ☐ 哪个最重要：假体大小还是长期问题？
☐ 常见误解
  ☐ 假体大小如何影响软组织：近期和远期
  ☐ 罩杯大小：无法保证一个确切的罩杯大小
  ☐ 维持乳房与体型之间的平衡
  ☐ 乳房测量，了解软组织条件
  ☐ 着重于外形、填充材料和三维形态
  ☐ 照相和手术设计
  ☐ 三维成像技术
☐ 手术是怎样的
  ☐ 手术常规
  ☐ 手术设施以及人员配备
  ☐ 麻醉：安全性、误解、风险，局部麻醉还是全身麻醉，主要参与人员
☐ 术中
  ☐ 可能发生的情况，预期手术时间
☐ 术后
  ☐ 逐步恢复
  ☐ 细化术后指导：患者或陪护应怎样做；如何简化术后指导
  ☐ 瘢痕治疗
☐ 恢复和活动
  ☐ 恢复正常活动的重要性
  ☐ 我们需要做的以及你需要做的
  ☐ 不用绷带、胸罩、绑带、引流或其他特殊设备
  ☐ 限制需氧运动2周

☐ 隆乳手术风险
  ☐ 选择性手术，具有风险和不可控因素
  ☐ 出血
  ☐ 感染
  ☐ 感觉减退
  ☐ 包膜挛缩
  ☐ 对术后效果或瘢痕不满意
  ☐ 干扰乳腺肿瘤筛查
  ☐ 出现的并发症可能需要再次手术，术后恢复时间延长以及额外费用
  ☐ 总结知情同意和文件中提到的风险
☐ 包膜挛缩和乳房变硬
  ☐ 是什么
  ☐ 包膜怎样形成
  ☐ 控制包膜形成
  ☐ 发生概率多大
  ☐ 如何治疗乳房变硬
☐ 术者无法预测或不可掌控的因素
  ☐ 包膜挛缩
    • 不同分级；如果包膜挛缩严重，可能需要再次手术
    • 术者本身可最终决定是否需要再次手术
    • 所有费用均由患者自行承担，保险并不覆盖
  ☐ 组织牵拉问题
    • 随假体增大而显著
    • 假体向下或向外移位
    • 假体旋转
    • 皮肤褶皱
  ☐ 术后想更换假体大小
☐ 与包膜挛缩、组织牵拉以及假体大小变更等术者无法预测或不可掌控的因素所引发的费用均由患者自行承担，包括手术费用、设备费用、麻醉、实验室检测以及误工费用等
☐ 与术者沟通的重要性
  ☐ 做你所想
  ☐ 随时坦诚
  ☐ 术者无法读懂你的心思
☐ 你对术者的期待：护理类型、书面材料、照片、手术以及你关注的点
☐ 术者资质：外科培训、委员会认证证书、学术兼职及发表文章等
☐ 患者已经阅读完所有提供的材料：是_____ 否_____ 患者签名_____
☐ 已经讨论了决策过程中其他重要人员的参与角色
☐ 已向患者详细交代了所提供的书面材料
☐ 解答患者疑问直至满意
☐ 所有知情文件已向患者详细交代，患者所有疑问均已得到解答

患者签名_____
宣教人员签名_____

图2.1　患者宣教检查表

2.3　患者宣教中需解决的关键问题

以下问题应与患者讨论，并在宣教咨询期间直接解决，必须着重强调每个问题的个体化解决方案。

假体大小最好依据基于乳房组织的设计原则而进行选择。在网络聊天室或论坛中，根据患者的身高体重、朋友体内假体、网络图片或者在胸罩内放置不同大小假体等方式选择假体的例子比比皆是，然而这些错误观念具有明显不足之处，导致假体选择不合适。只有综合考量患者个人的测量结果以及预期的"乳房外形"，才能选到合适的乳房假体。三维成像技术是一个全面的咨询工具，能够向患者精确展示植入推荐假体之后的乳房外形。

当某些患者被建议或想法左右时，可以向他们提供如下关于假体选择问题的答复。以下部分信息以"对话"形式编写，有特定语种的版本以供宣教人员使用。

2.3.1　选择合适的假体大小

当你在向整形外科医生寻求帮助时，可能会得到一些关于假体选择的不同建议，使得你困惑不已，不知所措。你要再三考虑，且一定要做好准备工作。你的医生是经过职业认证的整形外科医生，擅长某种术式，正如其他外科手术一样，需尽可能多的调查。女性通常喜欢将自己与朋友或网络图片上的女性进行对比。隆乳手术广为流行，经常成为女性讨论的话题，并且她们由于不同原因从而获得不同建议。

2.3.2　坦然接受自身乳房能达到的效果

女性的乳房有不同类型、外形以及大小之分：没有两个乳房是完全一样的。通过对患者乳房的准确测量，可以确定最适合的假体大小。每位女性的乳房组织量不同，会影响假体大小的选择，如果术前乳房组织量比较少，那么相较于乳房组织量多的女性而言，前者选择的假体更小。不同的皮肤质地同样会影响术后乳房外形，如果皮肤比较紧致，那么乳房外形更加坚挺，如果皮肤比较松弛，那么乳房较为松软。皮肤质地由基因、体重减轻、衰老、怀孕以及母乳喂养等因素决定。不同乳房类型也会影响术后效果，意味着即使植入一样的假体，也不可能产生与朋友或网络照片上一样的效果。图 2.2 的示例显示了两种不同类型的乳房，并都适合采用 Allergan 15-304 硅胶假体进行隆乳术，图 2.2a ～ f 所示的患者具有较少的乳房组织，皮肤紧致，图 2.2g ～ l 所示的患者具有较多的乳房组织，皮肤较为松弛，虽然两例患者植入了同种类型及大小的假体，但是术后效果截然不同。

2.3.3　测量前不要囿于假体大小：可能并不适合你

由于看到朋友或网络照片上的术后效果而执着于乳房假体大小，并不意味着同等大小

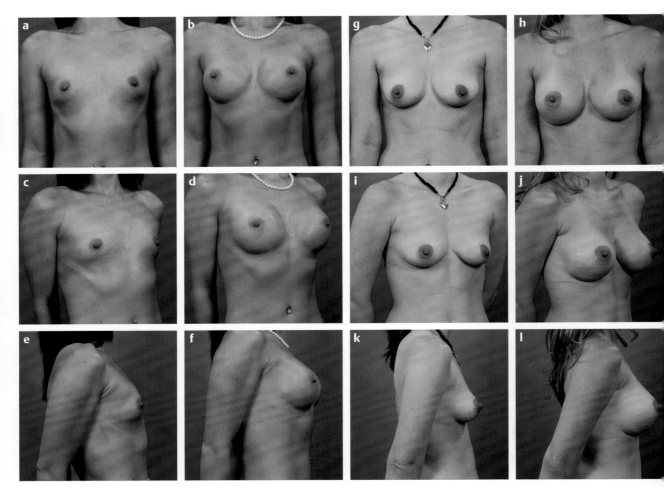

图2.2　a～f. 患者术后乳房饱满坚挺。g～l. 患者原有乳房较大，术后乳房更为松软自然

的假体会让你有相同的效果。诚然，每个个体都是与众不同的，为了说明这点，图2.3列举了4例不同患者，她们均采用Allergan 15-339硅胶假体行隆乳术，但术后效果各不相同。

2.3.4　多大才算太大

有一套专门的方法用来选择合适的假体大小，称之为 High Five 系统。"这种方法已经发表，并被证实可用于计算出适合你乳房的最佳假体大小。这些测量结果可确定乳房中有多少空间，以及需要增加多少体积来填充乳房。一旦假体大小范围确定，将根据个人偏好选择具体的假体体积。"Vectra 三维成像是一个可视化工具，能够在术前咨询过程中让患者看到手术效果，使她们确信自己选择了最佳的假体体积。选择合适的假体体积不仅可产生更加自然美观的乳房外形，还可降低术后发生并发症的风险，延长假体寿命。对于那些选择过大假体的女性，她们的乳房显得不太自然，甚至会出现乳房变形。随着时间的推移，皮

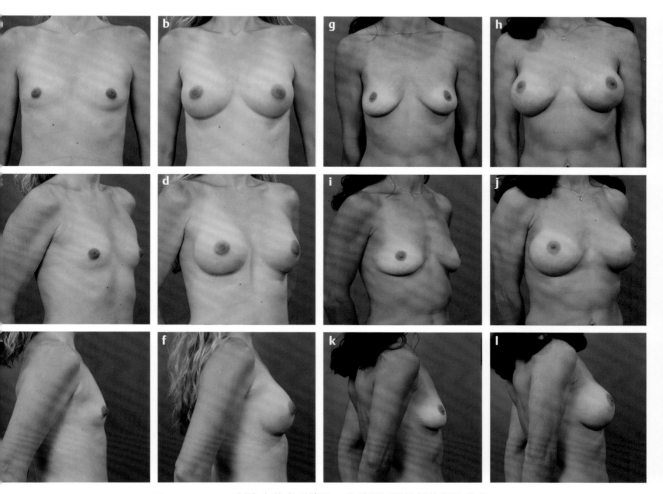

图2.3　a～x.2例患者的术后效果，均采用同样的假体行隆乳术

肤无法支撑假体，可导致组织牵拉、褶皱以及乳房软组织萎缩、变薄等，造成的不可逆损伤可能需要二次手术治疗，修复时机明显早于患者及外科医生的预期。

　　图2.4a～f所示的患者偏好丰满不自然的乳房外形，她的乳房上极比较饱满，但随着时间的推移，她的乳头出现下移，这是组织牵拉中的一种形式。另一种则是最常见的"下方错位"（"假体下沉"）（图2.4g），从右侧图片可知，该患者选择的假体相较于自身的软组织显得过大过沉，假体的重量导致乳头被牵拉向上，延长了乳头至乳房下皱襞间的距离，故不值得冒险选一个过大假体。假体最好依据患者的测量结果进行选择。

2.3.5　"把米粒放回厨房"

　　将米袋或假体样品置入胸罩内其实是一种误导，也不是一种用于预测患者术后乳房大小的正确方式。假体放置于乳房内与放置于胸罩内完全不同。三维成像工具已得到明显改

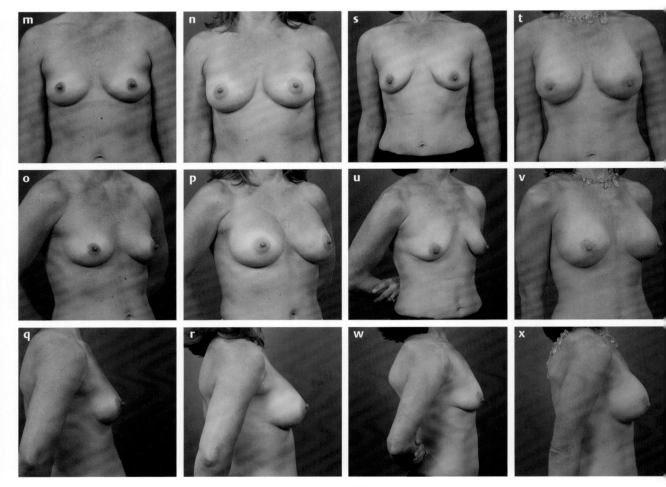

图2.3 （续）

进，可向女性患者精确显示假体植入各自体内的术后模拟效果（图2.5；参见第4章）。该工具的研究结果发表在《美容外科杂志》上，结果表明将模拟结果与术后实际结果相比，成像准确率高达98%[2]。不要囿于假体大小这点很重要，胸罩行业并不采用同样的尺码表制作胸罩，所以当你走进不同商店时，你可以穿不同尺码的胸罩，这也就是为什么在选择乳房假体时，重要的是选择植入乳房组织内并让乳房外形好看的假体，而不是胸罩大小。

2.3.6 其他重要事项

- 组织牵拉问题随着假体体积的增大而显著。
- 组织牵拉可使假体向下或向外移位。
- 组织牵拉增加了假体旋转和长期感觉神经受损的概率。
- 患者术后要求更换假体：网上有个广为流传的误解就是患者先前已经植入乳房假体，

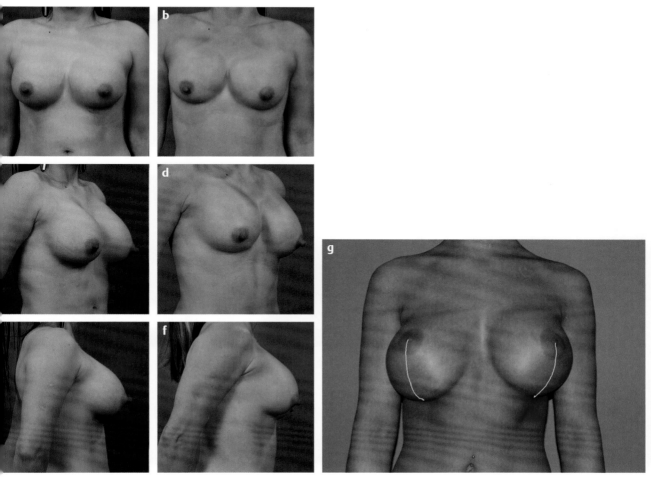

图 2.4　a～f. 患者喜欢丰满乳房外形，选择了较大乳房假体，随着时间推移，她的乳头出现向下移位。g. 患者选择的假体相较于自身乳房组织显得过大、过沉，出现了"假体下沉"

而后当想要乳房"变得更大"时再选择体积更大的假体。这种观念是不对的，主要是由人的惯性思维所致。对于那些关注假体体积的患者，建议在其个人最佳填充体积范围的上限区域内选择假体。

- 协商好假体类型、样式以及外形。
- 配偶或其他相关人员是否可以参与到决策过程中：如果这些人在决策早期咨询中未参与，那么术后不允许他们对术者有意见或微词。
- 应事先说明术者资质。
- 审核假体的产品保证书。
- 应该向患者解释初次手术所需的费用，确保他们能够承担得起。还需要强调包膜挛缩、组织牵拉畸形以及假体大小问题等术者无法预测或不可掌控的因素所导致的手

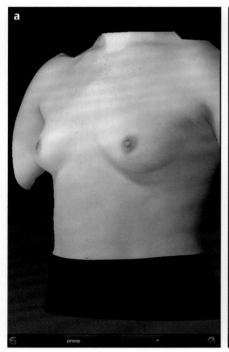 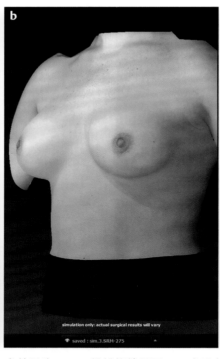 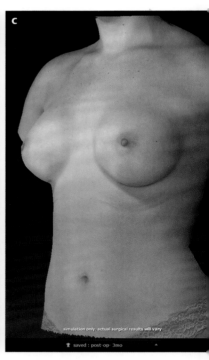

图2.5　a. 术前照片。b. 三维模拟效果图。c. 术后实际效果图

术相关费用应当由患者自己承担：这些费用包括外科医生的费用、设备费用、麻醉费用、实验室检查费用以及误工费等。

最后关于经济责任有一点需要声明：虽然在宣教咨询的最后已向患者口头交代手术费用，但在术前仍然需要签署一份关于费用承担的医疗文件。

2.4　结论

由于患者宣教在整个就诊过程中是极为重要但又易被忽视的环节，所以需要着重强调患者宣教的重要性。同时还需要意识到团队合作，宣教人员在就诊过程中起主要作用，其他工作人员在自己的工作中也应呼应同样的理念。

最后，患者宣教的主要目标是为了向患者传达理念，共同承担责任，充分理解假体的选择不仅基于个人偏好，还要与各自乳房外形和组织条件相匹配，要与备选方法进行权衡（患者宣教咨询）。

在术者咨询过程中，假体的选择需要依据患者的乳房组织条件，这一点的重要性需要在患者测量过程中再次强调，最后与患者一同分析患者的照片，指出术前需要注意的关键之处，如所有患者的绝对不对称、手术在矫正不对称上的局限性、假体可触及的原因、假体向下或向外移位的可能性等。照片分析（图2.2）虽然简单，但在患者宣教以及术者咨询过程中是非常有用的手段。

　　总而言之，当我们把隆乳手术当成一个整体的流程，患者术后效果会得到改善[3]。患者宣教是这个流程最重要的一部分，患者对手术过程了解越多，最终效果越好。可以针对个人实际情况进行定制，使得患者宣教系统化以及有可重复性。由于宣教理念往往被人们所忽视，却又因此导致效果不佳，所以我们应当付诸更多努力去推进这些理念的实践。

参·考·文·献

[1]　Tebbetts JB, Tebbetts TB. An approach that integrates patient education and informed consent in breast augmentation. Plast Reconstr Surg. 2002; 110(3): 971–978, discussion 979–981.

[2]　Roostaeian J, Adams WP, Jr. Three-dimensional imaging for breast augmentation: Is this technology providing accurate simulations? Aesthet Surg J. 2014; 34(6): 857–875.

[3]　Adams WP, Jr. The process of breast augmentation: four sequential steps for optimizing outcomes for patients. Plast Reconstr Surg. 2008; 122(6): 1892–1900.

第 3 章
基于组织的设计

William P. Adams, Jr.

摘要

- 基于组织的设计使外科医生很容易确定最佳的乳房填充量，从而获得最佳的外形和美容效果，同时也将并发症和再手术的风险降到最低。这种设计使得包括再手术率和恢复时间在内的患者结果最优化。外科医生将发现使用这种基于组织的设计系统有利于给他们的患者提供最佳的结果。

关键词

- 基于组织的设计，假体选择，隆乳术，假体，假体尺寸

要点

- 基于组织的设计使用客观测量方法来选择"适合"乳房的假体。
- 假体体积由乳房基底宽度和乳房覆盖组织决定。
- 使用基于组织的设计原则，可以在进入手术室前确定假体的大小和类型。

3.1 引言

基于组织的术前设计是隆胸过程 4 个组成部分中的第 2 个组成部分，这是获得可重复性结果的关键，同时可将再手术率最小化[1]。历史上，外科医生通常会主观地进行术前设计，有时甚至不进行术前准备。在过去的 15 年，美国食品和药品监督管理局（FDA）批准的多个上市前的研究中，3 年的再手术率达到了 15% ～ 20%，我们需要认真反思这些不科学且过于随意的方法。基于组织的术前设计已被证明不仅是一种术前设计的简化方法，而且能够

选择匹配组织及外形的假体，因此可获得更优的术后结果。

虽然有不同的"设计方案"来选择假体，但大多数都不会使用乳房测量的数据直接选出"适合"乳房的假体，因此不是真正的基于组织的设计方案。实际上，根据这个定义，很少有方案能够称为是基于组织的设计方案。早在20世纪90年代初，出现了三维设计系统，最近的基于组织的系统是由 Tebbetts 自主开发的 High Five 假体选择方案[2]。与曾经的由 McGhan 提供的 BioDimensional 假体选择方案对比，这是同类方案之中第一个基于组织的设计方案，该方案优先考虑患者的组织而不是将预期的结果（比如预期的乳房间距或预期的乳房位置）置于组织保护之前。例如，患者可能会说他们想要更深的乳沟，然后外科医生会选择一个更宽的假体，并分离胸肌内侧的止点来产生中间的丰满感。这种手术方案会使得组织承受过高的张力，从而出现组织变薄、萎缩，软组织过分拉伸、位移和波纹，导致手术失败。

研究组织特征、皮肤罩组织、软组织、假体以及影响组织的假体和填充物分布的动力学（TEPID）的系统曾经是一个基于组织的假体体积选择工具。

最近的描述基于组织的方案是 High Five[3]。近15年来，High Five 流程逐渐成熟，第3版流程整理了外科医生在术前设计阶段做出的影响患者预后的5个最重要的决定。High Five 流程是一个基于组织的假体通用系统，而下一版的"假体专用"、基于组织和选择者的系统已经整理且准备出版。该方法进一步简化了基于组织的设计，并且为给定的乳房软组织宽度类型的病例提供更多的信息来选择合适的假体和确定乳头乳晕复合体及乳房下皱襞的位置。

精确的计划并不仅仅体现在隆乳手术中，而且在商业、体育等行业中已有体现，并能带来更高的成功率。在过去的5年里，我在美国和世界其他地方的许多隆乳教育论坛上都被问到如下问题：

- "我如何选择假体?"
- "什么假体效果最好?"
- "患者最喜欢哪种假体?"

每个人都想要捷径，这是一个自然的问题。事实上，重要的是设计过程而不是假体本身（详见第2章）。在最近 FDA 假体上市前批准（PMA）听证会上，虽然讨论了这些方面，但接下来最明显的问题是并发症发生率和患者再手术率。

乳房假体选择的本质是关于"期望值*vs.*组织"。简言之，患者希望自己长得像杂志封面上的这个女演员或那个模特，或者他们希望隆胸的尺寸和她们的朋友一样，而实际上朋友的乳房或体型可能与她完全不同。因此，真正重要的是患者自身组织情况，以及一个客观的评估来选择与组织相匹配的假体。

基于组织设计的观念在整形外科文献中得到了支持。在已发表的、同行评审的系列报道以及多个全国性报道中，有 2 500 多例隆胸手术[4-6]采用了类似的基于组织的术前设计方案，经过 6 ～ 7 年的随访，再手术率低于 3%。与此相比，在过去 15 年的所有 PMA 研究中，3 年内的再手术率为 15% ～ 20%。

在目前的第 3 版 High Five 流程中，决定结果的 5 个关键术前决策被编纂成一个简单易用的算法，可以在不到 5 分钟的时间内完成患者评估。

3.2　High Five 流程临床应用

隆胸的 High Five 流程中的 5 个关键决定如下：

（1）假体覆盖/囊腔设计。

（2）假体大小/体积。

（3）假体类型。

（4）乳房下皱襞位置。

（5）切口。

High Five 流程是安全而简单的。它把选择权完全留给了外科医生，让外科医生"做好准备"。该流程适用于所有假体类型，包括普通圆形凝胶、解剖型、各种不同的黏性凝胶和生理盐水假体。如前所述，该方法已被证明是有效的。最重要的是，它是可重复的，这意味着外科医生、住院医生、患者协调员，甚至患者本人都可以使用该流程，成功为特定患者的乳房客观的选择合适的假体。

3.2.1　测量

High Five 流程一共需要参考 4 个基本测量值。

夹捏厚度

出于完整性的考虑，我们将回顾论文研究中的夹捏厚度测量。实际上，我们现在提倡在所有患者中（除了健美运动员）采用双平面囊腔。如果一个人想要利用肌肉前囊腔，需要考虑以下内容。夹捏厚度测量用来评估组织覆盖（图 3.1）。只有乳房上极夹捏（SPP）厚度不小于 3 cm 时可考虑使用腺体后或筋膜后间隙（视频 3.1）。既往关于 High Five 的文献用 2 cm 作为限制点，但现在已明确发现 2 cm 不能维持至术后 3 ～ 5 年。乳房下极夹捏厚度（IPP）用来评估乳房下皱襞水平的组织厚度（视频 3.2）。如果 IPP 小于 5 mm，可以考虑不离断胸肌下缘（Ⅰ型双平面），采用传统的胸大肌后囊腔，以获得最大化的下极覆盖。

乳房基底宽度

乳房的基底宽度（BBW）是一个基本测量指标，占决定假体体积的两个关键测量指标的首位（图 3.2，视频 3.3）。当外科医生讨论这种测量指标时，有许多误称，包括不准确的

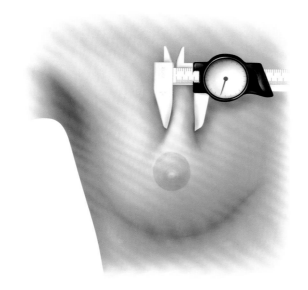

图3.1 乳房上极夹捏（SSP）厚度是用卡尺在12点钟位置测量

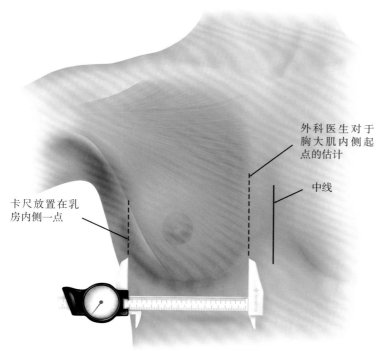

外科医生对于胸大肌内侧起点的估计

中线

卡尺放置在乳房内侧一点

图3.2 乳房基底宽度是用卡尺从胸骨旁区域到乳房外侧一点的线性测量。它表示手术创造的双平面囊腔的实际宽度，它等于选择的假体直径

术语，如乳房宽度、乳房直径和基底直径。我们认为乳房基底宽度（BBW）是最简单且最准确的乳房临床相关的测量。

乳房基底宽度代表了假体最终囊腔的宽度。有效的BBW测量是用卡尺从胸骨旁线胸大肌的止点到乳房最外侧的最宽横截面的数值（通常经过乳头）。BBW通常较真实乳房的宽度略小。卡尺进行的是线性测量。利用软尺跨越乳房凸点进行测量通常会增加BBW的数值，应避免此测量方法。准确的BBW的测量对于乳房美学至关重要，因为它还能决定假体的高度以及乳房上极的饱满程度。

皮肤拉伸程度

皮肤拉伸程度（SS）是选择假体两个关键测量指标的第二个，也是一个皮肤罩的客观测量指标（图3.3，视频3.4）。许多外科医生倾向于将皮肤罩描述为紧致或松弛；然而，这些命名太主观，不易获得一致的评估，也不易进行两个个体之间的对比。皮肤拉伸的测量很容易，通过抓住乳晕中心，最大限度地向前拉伸（在患者舒适的水平），用卡尺测量前后方向位移。具体说明如下：

- 正常皮肤罩：SS=2～3 cm。
- 紧致皮肤罩：SS<2 cm。
- 松散皮肤罩：SS=3～4 cm。
- SS>4 cm通常表示松弛的程度仅通过隆乳不能达到预期的效果，可能需要同时进行乳房上提手术。

a　　　　　　　　　　　**b**

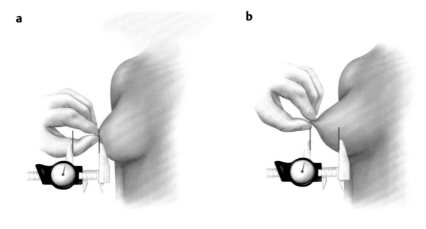

图3.3　皮肤拉伸测量决定了皮肤罩的松弛程度。a. 使用一把卡尺并抓住乳晕中央区；b. 乳房被向前拉扯，用卡尺测量的距离：<2 cm为紧致，2～3 cm是正常的，>3 cm是宽松的

乳头：乳房下皱襞的最大拉伸距离

乳头：乳房下皱襞（N∶IMF）的测量可通过一个软尺从乳头中间到乳房下皱襞中点，在最大拉伸程度下测量（图3.4）。该测量结果可用来评估乳房皮肤松弛度，并为切口设计提供参考信息。

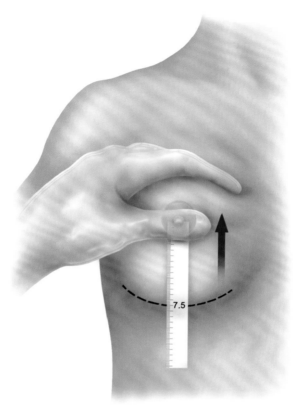

图3.4 乳头到乳房下皱襞的距离是用卷尺在最大拉伸程度下测量的

High Five的组织分析和临床评价表可用于总结测量结果并做出决策。

3.2.2 临床评估

当患者想行隆乳手术时，它有助于记录检查和测量的结果，并记录在图3.5所示的临床评价表。

现在让我们来考量一下High Five流程中的5个要点。

组织覆盖

组织覆盖是最重要的因素，因为假体的组织覆盖不足造成的后果很难纠正。正如上面提到的，我们现在提倡在除了健美运动员以外的人群中使用双平面囊腔。如果考虑另一个囊腔，需要考虑以下内容。如果乳房上极夹捏厚度小于3 cm，建议采用胸肌下或双平面的囊腔计划，以保持假体上极长期的组织覆盖。若上极夹捏厚度大于3 cm，可考虑采用腺体下/筋膜下囊腔平面；然而，考虑到腺体下和胸肌下位置的权衡，我们的做法是几乎将所有假体都置于双平面位置。

William P Adams Jr. 医生，隆乳术的临床评估
患者偏好、目的、准备、病史、局限性、检查、假体选择

尺寸：患者需求 ☒自然外观的乳房 ○不自然的上极突起的乳房 ☒ 协调的组织外观 ○ 特大号
近似的理想的罩杯〈患者自定义8〉指定的容积：_____
○ 患者型号选择 ○ 由 Admas 医生选择
假体：○ 圆形 ○ 解剖型 ○ 光面 ○ 毛面
○ 生理盐水 ○ 硅酮 ○ 硅凝胶 ○ Pt. 由 Adams 医生选择
腔隙平面：☒PRP ○ RM ○ 由 Admas 医生选择
切口位置：☒ 下皱襞 ○ 乳晕 ○ 腋窝 ○ 由 Adams 医生选择切口
患者签名_____

包膜挛缩及组织张力因素：
☒ **假体选择可能存在的风险**
☒ 患者承担所有费用(院内费用及麻醉费用)的责任，包括手术及药物、组织畸形以及假体老化。二次手术费用可能会超过原来手术费用
患者签名_____

患者已填写表格、阅读及签署：
☒ 患者咨询教育
☒ 选择性教育
☒ Adams 医生的网站
患者签名_____

讨论后患者接受：
☒ **假体越大，感觉丧失、组织损伤、再手术的风险也就越大**
患者签名_____

年龄〈患者年龄〉
身高〈自定义文本12〉
体型：□瘦 □中等 □肥胖
胸围：□窄 □宽 □过宽
生育情况〈自定义文本 10〉
年龄〈自定义文本11〉

胸罩尺寸：32, 34, 36
厂商：_____
胸罩罩杯尺寸（大约）
怀孕之前〈自定义文本6〉
怀孕时最大〈自定义文本9〉
现在的尺寸〈自定义文本7〉
理想的尺寸〈自定义文本8〉
既往乳腺疾病：
□ 没有
穿刺活检：□否 □是

家族乳腺癌病史
□ 是 □否
妈妈、奶奶、阿姨

既往钼靶检查：
□ 否 □ 是
日期：〈个人提醒〉
说明：□ 正常
其他：

相关病史：
〈自定义目录6〉

个人史：〈自定义备注1〉
吸烟：□否 □ 是
过敏史：〈个人过敏清单〉
目前用药、草药、维生素等：
〈个人目前用药情况〉
伴侣：〈配偶〉
关系：_____

与患者讨论特定的局限性：
☒ 你的乳房可能不对称
☒ 你可能失去一些或全部的感觉
☒ 由于组织较薄，您可能会看到或感觉到假体的边缘
☒ 你可能需要二次手术或额外的手术费用，这是由假体植入后组织拉伸的特点决定的
☒ 我们不承诺罩杯的尺寸
☒ 任何二次手术都可能需要乳房下皱襞切口
☒ 患者承诺理解并接受以上所有项目
患者签名_____

乳房肿块
□ 没有
□ 大小和位置
_____

较大的乳房
□ 左侧 □ 右侧
乳房容量差值_____mL
乳头水平
相差_____cm
下皱襞水平
相差_____cm
皮肤罩活动度
□ 紧致 □中等 □ 松弛
□ 乳房下极组织挛缩
□ 短固定乳房下皱襞
□ 其他：
_____

□ 需指出的

临床乳房测量 左／右	根据乳房尺寸和组织特征估计所需的乳房假体体积 High Five 系统										
乳房基底宽度	基底宽度 (cm)	10.5	11.0	11.5	12.0	12.5	13.0	13.5	14.0	14.5	15.0
	预估假体体积	200	250	275	300	300	325	350	375	375	400
皮肤拉伸程度 最大拉伸	如果 SS〈2.0, −30 mL〉										
	如果 SS〉3.0, +30 mL										
	如果 SS〉4.0, +60 mL										
乳头－乳房下皱襞 最大拉伸	如果 N：乳房下皱襞〉9.5, +30 mL										
乳房类型											
患者需求											
	预计假体体积										
	预估相对乳头最佳水平的乳房下皱襞										
	假体体积	200	250	275	300		325	350	375		400
新下皱襞	根据 N：IMF 设计新的下皱襞 (cm)（在最大拉伸下测量）	7.0	7.0	7.5	8		8.25	8.5	9		9.5

胸骨正中距/头：乳房下皱襞距离
R /
L /

R/L

BW /
SS /
AD /
SPP /
IPP /
PP /

乳房类型：
Ⅰ / Ⅱ / Ⅲ / Ⅳ / Ⅴ

注意：

假体选择：_____ 体积：_____mL 乳房基底宽度_____ 乳房高度_____cm

1. 软组织覆盖情况
上极夹捏厚度 > 2 腺体后，双平面 1 2 3
上极夹捏厚度 < 2 胸肌后，双平面 1 2 3

2. 乳房下皱襞位置_____cm（N：IMF）
降低乳房下皱襞位置
不降低乳房下皱襞位置

3. 切口：□乳房下皱襞 □ RT 乳房下皱襞
□ 乳晕 □ IT 乳房下皱襞 □ 经腋窝

重点：
患者姓名：〈姓〉〈名〉   病案号：〈患者号码〉
宣教日期：_____   预约复诊日期：_____
参考：

图 3.5 High Five临床评价表

假体体积

假体的体积由 High Five 图表提供的算法计算得出。乳房基底宽度的测量如设计表所示。根据给定的 BBW 数值可得出一个初步的假体体积。接下来，根据 SS 和实际组织量来调整假体的体积，虽然 BBW 和 SS 是决定假体体积的主要数据，但如果患者要求大一些或者小一些的话，也需根据患者的要求进行调整。综合考虑这些数值，可得到一个针对特定乳房组织覆盖的最佳假体体积。

假体类型

假体类型是可以选择的。需根据患者的要求和外科医生的建议选择假体类型。从步骤 2 得到的假体体积只供参考。同时参考假体尺寸表，选择与步骤 2 相似且与患者 BBW 一致或略小的假体。

选择最优乳房下皱襞的位置

最优乳房下皱襞的位置，是基于乳房宽度以及乳头至下皱襞长度之间一些固定关系的考量。了解术后乳房下皱襞的位置非常重要。当使用乳房下皱襞切口时，外科医生可直接将切口设计于术后的下皱襞上。High Five 系统根据数据测量提供了这些关系，细节可以在文献中找到。对于该系统的新用户来说，遵循这些简单步骤尝试 10 个案例后，其易用性、可预测性和可重复性将是显而易见的。精确测量乳房下皱襞的关键，是精确测量拉伸程度的最大值（详见第 8 章）。

切口

最后决定的是切口。虽然这是经常讨论的，但在 5 个决定中，切口是最不重要的，它是根据患者的要求、外科医生的建议和外科医生的技术来决定的。

3.3 案例

以下描述一例想要隆胸的 31 岁女性（图 3.6）使用 High Five 流程的临床案例。

使用 High Five 流程，所有重要的术前决定可以在大约 5 分钟内做出，从而使外科医生能够有效地和可重复地将假体与给定患者的乳房组织和尺寸匹配。这种高效的流程使外科医生可以在术前做好所有决定，这样隆乳的第三步——手术——能够有条不紊地完成（图 3.7）。

3.4 讨论

在 High Five 流程中，外科医生可以在术前做出决定患者术后效果的所有重要决定。High Five 流程是一个基于组织的乳房假体大小选择流程，该流程可以很容易地将假体与患

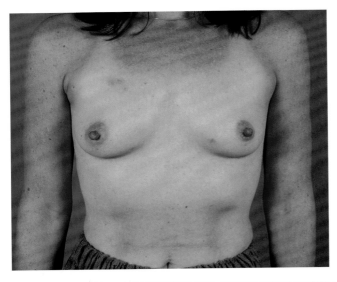

图3.6　患者的正视图。测量值：上极夹捏厚度（SPP）=2.5 cm；乳房基底宽度（BBW）=12.5 cm；皮肤拉伸（SS）=1.5 cm；乳头：乳房下皱襞（N：IMF）距离=6.5 cm

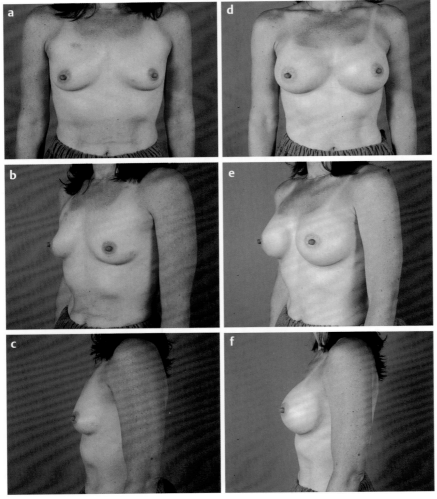

图3.7　a～c. 为患者术前情况，d～f. 为患者术后1年的效果

者的乳房组织及尺寸匹配。虽然对假体的选择有不同的方法，但重要的是要区分是否是基于组织的测量。

基于组织的设计直接分析来自乳房的数据，从而指导外科医生选择合适的假体。可惜的是，严格地评估目前许多普及的方法，他们并没有采用客观数据来选择假体。许多外科医生认为乳房基底直径12 cm就可以植入基底12 cm的低型、中型、高型的假体，这是一种常见的误差，是来自经销商为销售其假体产品而做出的营销结果。对于基底直径12 cm的假体，其体积范围为250（低凸型）～ 450 mL（高凸型），使用这个范围的假体其长期效果和影响对于相同基底的乳房而言也截然不同，这就是High Five流程利用BBW和SS对假体体积的选择进行调整的原因。在一个紧致的乳房组织罩的案例中，减少一部分容积（30 mL）更适合填充乳房。本推荐量可根据患者的要求和外科医生的判断进行调整。值得注意的是，High Five流程允许外科医生根据患者的要求调整体积。应该再次强调的是，整个隆乳过程，特别是患者宣教部分，是基于组织的设计实行的必要条件，因为这为患者了解和选择适合乳房的假体奠定了基础。此外，我们还采用三维成像显示出基于组织设计的假体选择，最终给患者视觉成像效果。三维成像的精度已得到验证，并证明了其精确度远远高于将乳房假体模型置于胸罩中的方法[7, 8]。

我发现当体积增加到高于High Five的推荐时，并发症显著增加，尤其是在高危患者中（基底较窄，BBW<11.5 cm；紧致的乳房，SS<2 cm）。

基于组织的设计允许外科医生根据同行评审和发表的数据，轻松地确定乳房的最佳填充量，从而获得最佳外形，包括上极填充和美容效果，同时最小化并发症和再手术的风险。通过这种类型的设计，患者术后恢复结果，包括再手术和恢复时间已得到最优化。随着时间的推移，外科医生会发现使用这个流程非常有利于为他们的患者提供最佳的结果。

参·考·文·献

[1] Adams WP, Jr. The process of breast augmentation: four sequential steps for optimizing outcomes for patients. Plast Reconstr Surg. 2008; 122(6): 1892–1900.

[2] Tebbetts JB. Breast implant selection based on patient tissue characteristics and dynamics: the TEPID approach. Plast Reconstr Surg. 2002; 190(4): 1396–1409.

[3] Tebbetts JB, Adams WP, Jr. Five critical decisions in breast augmentation using five measurements in 5 minutes: the high five decision support process. Plast Reconstr Surg. 2005; 116(7): 2005–2016.

[4] Bengtson B. Experience with 410 implants. Presented at the American Association of Aesthetic Plastic Surgery Meeting, New Orleans, 2005.

[5] Jewell M. Presented at S8 Breast Education Course. American Association of Aesthetic Plastic Surgery Meeting, New Orleans, 2005.

[6] Tebbetts JB. Achieving a zero percent reoperation rate at 3 years in a 50-consecutive-case augmentation mammaplasty premarket approval study. Plast Reconstr Surg. 2006; 118(6): 1453–1457.

[7] Costa CR, Small KH, Adams JWP. Bra Sizing and the Plastic Surgery Herd Effect: Are Breast Augmentation

Patients Getting Accurate Information? Aesthetic Surgery Journal, 2017; 37(4): 421–427.

[8] Roostaeian J, Adams WP, Jr. Three-dimensional imaging for breast augmentation: is this technology providing accurate simulations? Aesthet Surg J. 2014; 34(6): 857–875.

第 4 章
三维成像

Kevin H. Small, Jason Roostaeian

摘要

- 本章概述了三维（3D）成像技术在隆乳术中的应用，以加强术前设计和改善术后效果。

关键词

- 三维成像，乳房手术模拟，患者教育，患者咨询

要点

- 三维成像。
- 患者教育。
- 隆乳。

4.1　引言

3D 成像技术在整形外科领域中正在不断的普及。该技术可通过量化表面形态以增强术前设计和术后效果。此外，该分析工具可在术前 3D 模型中识别并整合标准化客观测量值以模拟术后结果。该分析工具增强了医患沟通和手术满意度，降低了手术费用和时间，并提高手术转化率。尽管该技术的应用已经在各种解剖学领域中得到了验证，但本章主要介绍三维成像分析在隆乳术中的临床应用。

4.2 三维成像发展历史

自19世纪以来，临床医生使用二维摄影来记录患者的特征，然而，这种形式的记录缺乏轮廓形态和深度信息。其他成像工具，如计算机断层扫描（CT）和磁共振成像（MRI）试图用来弥补这些缺陷，然而，这些设备很难描绘软组织形态轮廓。此外，这些技术费时且具侵入性，并且费用较高[1]。而三维成像技术弥补了二维技术的不足，并通过构建表面 x、y 和 z 坐标三角测量来合成三维图像。

Thalmaan于1944年首次将3D技术应用于颌面畸形的诊断[2]。随后，Tanner和Weiner通过对比人体测量方法和3D测量来验证3D成像有效性[3]，随即Karlan在1979年确立了3D成像技术在整形外科中的应用[4]。随着临床医生对3D成像分析的持续开发，研究人员从这些照片中推断出定性测量结果，并验证了这种成像模式的精确度和准确性。1988年，Cutting等开发了能够将面部图像旋转成各种视图并在不同位置进行表面测量的软件[5]。在21世纪初，这种方法被成功应用于乳房成像，以确定乳房投影、体积和轮廓等信息[6]。3D成像在被初次应用于各种解剖模型中之后，研究人员已经开发出一种标准化的3D成像及分析的方法[7-18]。

3D成像的出现为客观评估美容和修复重建手术的术后效果奠定了基础。最终，3D成像可能最终提供影响未来手术技术的蓝图。同时，全国范围内都在鼓励临床医生将3D图像上传，以构建中央数据库。虽然数据库仍处于初始阶段并且需要成千上万的患者数据来进行完善补充，但该数据库可以彻底改变整形外科手术的结果，并能够预测术后效果随着时间、种族及性别等的改变而出现的变化。

此外，软件已经开发出将客观测量和假体大小结合到3D模型中以模拟植入术后的效果。患者可自行选择假体的大小和尺寸，并能够直观地观看不同规格的假体植入后的术后效果。

Creasman等报道，隆胸患者认为采用3D模拟的术前咨询方式对于帮助他们选择合适的外科医生至关重要，他们相信这种模拟还能够对术后效果进行准确预测[19]。这种3D成像技术不仅使患者可以看到他们的术前模拟效果，还能够在随访时将这种模拟结果与他们的真实术后效果进行比较。在一份随访调查问卷中，大多数受访者表示，3D成像是帮助他们选择外科医生的"主要原因"或"非常重要"的因素，并认为这种模拟是非常准确的[20]。值得注意的是，通过工程师和整形外科医生的合作得到的手术模拟结果只是对术后效果的估计，该软件依然缺乏循证数据的支持，具体来说，缺乏年龄、体重指数、种族和性别对手术结果的影响。最终，通过整合全国范围内的数据库和这些因素，术后效果模拟能够改善患者术前咨询和术前设计的效果。

4.3　三维成像设备

目前市面上有各种各样的3D相机，包括CAM3D、C3D、Axisthree、Canfield、Crisalix、Di3D和3dMDface。这些成像方式主要采用立体摄影和（或）结构光来捕获3D图像。值得注意的是，立体摄影采用的是多个摄像机排列为立体对称，并最终将各种图像之间的交叉点整合为3D乳房模型。相反，结构光使用探照灯将光照射到目标物体的表面，从而使得照相机系统将按照角度扭曲和弯曲所捕获的光转换成3D坐标。CAM3D、C3D和Axisthree利用结构光来创建3D模型；Canfield、Crisalix和Di3D使用立体摄影测量法构建模型；而3dMD则是结合了两者进行模型的构建[21, 22]。除了不同的成像模式，所有成像系统都具有可变的相机尺寸或形态、捕获时间、射线照相兼容性和成本花费。由于3D表面成像系统在技术和工艺上有较大的差异，因此成像系统的选择主要基于应用的预期。

除了所使用的设备之外，临床医生应形成标准化的图像采集方法。标准化不佳时将影响客观测量结果的可重复性。患者应站在相机镜头所建议的距离处，每例患者站立距离都应记录下来。患者双手应放在髂前上棘处，肩部应与臀部齐平并平行。此外，肘部应与腋中线平齐。拍摄图像时患者应在吸气后屏住呼吸2秒时进行。患者的脊柱或胸部的任何异常情况应当记录下来。理想情况下，图像采集所使用的房间应设为专用房间，应根据具体使用的设备规格来采用适当的室内光线[7-18]。

需要注意的是，本文作者在临床中主要使用的是Canfield系统，因此本章的其余部分都将基于该设备的临床应用。

4.4　三维成像软件

通过各种不同角度获取图像后，相机将图像传输到软件，软件则将多个图像的重叠点合并为一个3D的线框图。通过三角测量来填充所得成像结果中缺陷的部分，随后将肤色投射到流体图像上。值得注意的是，可能需要多个相机来捕获患者360°的图像以进行建模。可以根据具体的临床需要将该模型进行旋转、操作和放大[7-18]。此外，可以通过裁剪图像将目标区域独立分离出来。在图像的采集和处理之后，即刻就能产生各种所需测量指标（例如体积、表面积、矢量距离和曲率等）。体积计算可能会增加结果的变异性，因为软件必须生成个体化的胸壁，因此需要一个封闭的物体来计算体积[7-18]。该软件根据乳房的边界重建出胸壁：上界是乳房在胸壁的投影位置，外侧在乳房外侧褶皱（乳房下皱襞）的最外侧处，内侧在乳房下皱襞的最内侧，而下界在乳房的最低点[7-18]。需要注意的是，技术人员必须检查患者胸壁情况从而确定合适的轮廓。随着成像设备和相关软件不断的改进，这些测量的准确性和精确度也在不断地提高。

　　一旦患者的乳房表面轮廓及其体积被确定，就可以模拟其进行标准假体隆胸术的术后效果。外科医生应该与患者一起使用基于组织的术前设计来选择假体，双方都能够直观地看到可视化3D模型中的假体。通常软件的数据库中会包含若干制造商的各种形状和体积的不同规格的假体。软件能够基于所选假体的尺寸，通过变形乳房轮廓模拟隆胸术后效果。技术人员或外科医生可在模拟时将假体放置于手术受区中，根据患者的偏好和手术专业知识选择备用假体。在可视化模拟的同时，外科医生和患者可基本确认经过科学技术验证过的手术预期效果，或是根据患者自身乳房形状和体积的三维图像进行适当调整，从而选择出最理想的假体。之前的研究人员，包括我们，已经验证了患者的术前模拟和术后效果的准确性。三维成像技术加强了医患双方之间的充分沟通，并能够实现患者基于其身体的实际图像来选择合适的假体[23]。此外，随着美国市场上解剖型假体的重新流行，3D成像技术可以作为患者教育中选择不同体积和表面特征假体的辅助手段。该技术能够非常有效地向患者呈现植入特定的圆形和解剖型假体术后产生的不同效果。

　　应指定专门的医疗助理与患者一起观察重建图像，而医疗助理需要进行必要的培训，使其能够才能熟练操作三维重建软件来生成准确的测量与重建的结果，从而有助于患者的术前咨询。拍摄清单可能有助于指导术前咨询的讨论，医疗助理和患者双方都可以签署相关知情同意书。图4.1是一份拍摄清单的模板。需要注意的是，医疗助理在3D摄影和分析中，并不能起到担保手术最终效果的作用，而是对医患沟通的进一步完善。

4.5　三维成像的适应证

　　隆乳手术中所使用到的3D成像的主要目的是将其作为术前医患沟通一种有效的沟通工具。绝大多数隆乳患者想要知道在植入特定乳房假体后的乳房形态，而三维成像恰能实现一定精度的乳房体积和外形重建，可为患者提供逼真的术后重建图像，显示患者实际乳房在植入任何给定假体后的术后效果。隆乳手术的高度个性化特征使得该技术在术前隆胸假体选择方面对于医患双方都非常实用。

　　3D成像的另一个重要适应证是对乳房和胸壁不对称进行的量化评估，而该应用能够作为患者术前教育的一种重要工具。标准测量（例如测量胸骨切迹到乳头间距）还能在术前帮助患者发现许多他们尚未意识到的常见的胸部不对称性情况。三维成像能够准确地量化这些不对称性，以及评估它们是否能够通过不同尺寸和体积的假体来改善[6]。如果没有术前识别患者的这种不对称性的方法，尤其是在术前未能与患者进行充分讨论的前提下，许多外科医生可能因为患者胸部体积不对称而不愿意放置假体。

　　有效的术前沟通能够降低患者的再手术率，并能提高手术满意度。许多实施了3D成像技术的同行们还发现应用该项技术后，更多进行了术前咨询的患者接下来预约了进一步的

患者图像分析
隆乳术后无法修复或难以完全修复的情况说明

患者 : _____

日期 : _____

☐ 左/右乳房较大——图像模拟无法吻合
☐ 左/右乳头/乳晕在胸部位置过高时，术后难以完全修复
☐ 左/右乳房下皱襞过高时，术后难以完全修复
☐ 双侧乳房乳头位置不同时，术后难以完全修复
☐ 双侧乳房间距偶尔会术后较窄，往往术后乳房间距可能会有 _____ cm
☐ 双侧胸部不对称时可能会影响术后乳房外形
☐ 整个乳房在胸部的位置不会改变，如果乳房下皱襞低于另一侧，则在隆胸术后它的位置也将会降低
☐ 隆乳术后乳房会增大，但其基本外形和构型与术前类似，不会发生太大改变
☐ 若乳房的下方和侧面组织较薄，则可能导致术后假体可触及
☐ 其他 : _____
☐ 其他 : _____
☐ 其他 : _____
☐ 其他 : _____

患者 : 请在下方说明您对上述内容的理解与接受

_____ 医生已经详细检查了我的术前图像。我已经阅读、理解并接受上述列出的每个风险因素，这些风险不会影响或者可能只是部分影响我的隆乳手术效果。我完全理解并接受我的双侧乳房及其组成部分不可能完全一致；术后双侧乳房不可能变得完美，唯一肯定的是术后乳房大小将会增加。

图4.1 患者图像分析表

手术治疗。这种现象背后的原因尚不清楚，可能的原因是，在术前进行患者沟通时使用的三维成像技术，能够使患者获得更高的安全感和信心，从而使患者们更愿意进行进一步的手术治疗。

4.6 三维成像在患者教育中的应用

如上所述，借助3D成像技术重建出精确模拟图像从而选择个性化乳房假体，能够改善患者教育和医患之间的沟通。不仅可以在术前量化并预测左右乳房之间可能存在的不对称性，而且可以在手术之前模拟出所选择的任何特定假体植入后的乳房外形变化[24-30]。在3D成像技术尚未应用之前，医生依靠粗略的预测方法进行效果预测，例如将假体或米袋填充

到胸罩中以帮助患者进行假体的选择[31]。这种方法是被用于模拟隆胸术后的效果预测的常用方法[32]。这种方法因其能够简单、便宜地评估患者术后的效果而被广泛采用，然而很少有研究证实胸罩的大小能够预测术后效果的准确性。值得注意的是，Hidalgo 和 Spector 最近的一份研究报道显示，接受胸罩测量预测手术效果的患者中，约有30%的患者感到与术前预期的大小存在差异[33]。手术医生必须做出的一个重要的决定是，他们是否要让患者自行选择所需假体的大小，或者基于组织学的设计与测量来指导他们进行选择。无论如何，3D成像系统通过精确模拟特定乳房假体成像的方式，为患者提供了良好的术前咨询。需要注意的是，当不遵循基于组织学的设计时，成像系统是否还能保持相同的准确度，到目前为止，关于重建准确性的研究是在基于组织学设计的某种形式上[34]。在 Hedén 等的一项研究中，作者使用了3D成像技术对患者进行术前教育，使他们了解使用太大或太宽假体的术后效果[35]。在对150例隆胸患者进行的6个月的术后随访问卷调查中，97%的人认为3D图像模拟有助于他们选择适合的假体，86%的人认为图像模拟能够非常准确地预测实际手术效果[36]。这项研究也显示出3D成像技术在术前假体选择、患者教育和患者最终满意度方面的有效性。

4.7　三维成像在术前模拟中的应用

当医生决定将三维成像技术应用于患者术前模拟及与患者术前沟通的工具时，有一些重要的因素需要考虑。在患者咨询时必须决定图像拍摄的人选、拍摄地点以及在何时拍摄。许多医生会指定医疗助理或护士来拍摄图像。理想情况下，应当固定图像拍摄的人员，以统一图像表面参考点的选取，从而消除该技术固有的一些变量。就图像获取的地点而言，将成像装置放置于咨询室内较为合理，这样能够允许患者在脱去衣物后无须过多移动，可加快检测效率，并能为患者带来更高的舒适度。三维成像最重要的应用也许是能够与患者一起观看重建图像并在咨询过程中能与患者"试戴"不同的假体。这种应用能够最大限度地发挥三维成像技术的最大效用，便于医患沟通，并且可以使双方更有信心地继续进行接下来的手术治疗[34]。

Canfield Vectra 3D成像软件的用户手册就重点介绍了对隆乳患者术前咨询方面的应用。该软件概述了不同乳房之间可能存在的差异，并总结了3D模拟术后效果的具体步骤（视频4.1）。

4.8　三维模型在术中的应用

二维照片和乳房测量结果作为手术参考以辅助手术操作被常规地放置于手术室中。如前所述，这些图像缺乏3D外形和深度，难以与手术技术操作相结合。另外，乳房形态从站立到仰卧位会发生变化，而通过3D重建能够准确地模拟出患者不同体位时的乳房形态。随着近来3D打印的出现和普及，患者躯干"复制品"或是模型能被制备，并进行消毒以便在术中使用，这些模型可能是乳房手术过程中理想的手术参考。需要注意的是，经过消毒的3D模型可能会显著增加患者的手术成本。在手术室中使用可运行3D图像的计算机来作为手术参考也许是降低成本的有效解决方案[37]。

4.9　三维成像在个性化假体制备中的应用

3D成像和打印的结合可能是个性化假体制备的基础，这种假体能够大大缩短手术时间，并提高患者满意度。根据患者术前数据制作的个性化假体可以彻底改变整形外科乳房假体植入手术，它能够实现假体与患者乳房皮肤表面完美匹配或与对侧实现对称。但同时，由于目前临床中有可应用各种规格的假体，个性化假体可能因其成本过高而并非作为当前最理想的手术辅助选择[38]。

4.10　成像精度

在先前的研究中，已经从客观和主观层面评估了三维成像在隆乳术中的准确性[39]。术前模拟与任何患者的实际术后结果相匹配的程度决定了其准确性。为了客观地研究，在Roostaeian和Adams的一项研究中，在术前和术后3个月对20例患者进行了3D图像拍摄对比[34]。通过比较术前与术后乳房整体体积和表面轮廓来确定三维成像的精确程度。结果显示术前模拟与术后结果之间的体积差异小于10%，表明三维成像的准确率超过90%。就表面轮廓而言，术前模拟与术后结果的平均偏差仅为4 mm，表现出高度的精确度。

其他研究有更多的主观评价指标，而这些对于验证3D成像的有效性也同样重要。在Donfrancesco等的一项研究中，150例患者在术后6个月接受了问卷调查，要求他们评估术前模拟与实际结果的准确性[40]。86%的患者认为，术前乳房三维成像模拟与实际结果相比"非常准确"。在同一项研究中，由7名整形外科医生和4名整形外科护士组成的独立小组评估了52名女性术前模拟图像与术后6个月图像。他们将照片分为0～10分（0=无相关，10=相关），结果总平均得分为（7.5±0.80）分。均分最高的项目是乳房突度、乳房宽度和高度（7.8分），均分最低的项目是乳房间距（7.0分）。这项研究表明，根据整形外科手术的经验，术前3D模拟与实际术后结果之间在主观评估方面存在很高的相关性。更重要的是，近90%的患者认为三维成像模拟非常准确。

4.11　成像限制

虽然3D成像设备对于隆乳术前模拟有明显的作用，但该技术目前仍存在局限性。三维模拟产生的计算机化的图像与传统照片不同，因此，颜色不太真实且外观更像素化。如上所述，传统图像非常生动且如前所述具有很高精确度，因此能够更好地向患者展示出乳房术前模拟与术后结果的比较。

当前3D成像设备的另一个限制是难以在下垂严重的乳房中准确成像。评估三维成像的准确性的研究仅限于有轻微下垂的隆乳术中。目前仍不清楚这些设备是否准确重建更严重的下垂乳房。乳房皮肤松紧程度的个体差异较大，而在这种情况下识别乳房下皱襞的精确水平的难度增加了结果的变异程度，并因此可能加大了结果的不准确性。在图像采集期间，由于下垂的乳房遮蔽，下皱襞可能进一步降低图像质量和数据提取的准确性。

在评估成像准确性和患者满意度时，先前的研究考虑到的一个重要因素是它们通常是由同一名手术技术熟练的医生进行操作。因此，实际精确度会随着这些特定医生的精确度的变化而变化。尽管如此，这些研究确实让我们能够评估技术的能力及其可能实现的目标。研究特别明确了在某些情况下三维成像技术存在相对缺陷，如：① 扩大的乳房间距；② 不明确的假体边界；③ 中央胸壁的明显凸起；④ 过度的侧向假体突出[35, 36]。此外，在同一项研究中，由7名整形外科医师和4名整形外科护士组成的独立小组发现，52.6%的患者术后效果在美学上看比模拟结果要好，28.6%的患者术后结果看起来更差，18.7%的患者术前模拟与术后效果看起来相当。该主观评价表明，模拟图像与实际术后结果的差异大于80%。然而，在该研究中未评估差异程度，在近20%的患者中，实际术前模拟与术后效果相近，但在主观评估中被看成100%准确。此外，重要的是要注意，大多数患者主观上看起来术后结果比术前模拟更好，这可能转化为患者术后更高程度的满意度。

4.12　临床实例

图4.2显示的是一例24岁小乳症女性进行隆乳的实例。使用Canfield Vectra 3D成像软件，患者接受了术前咨询手术模拟和术后效果（图4.3）。她的乳房测量结果如下：右侧胸骨切迹距乳头19.5 cm，左侧胸骨切迹距乳头20 cm；乳头到乳房下皱襞距离，右侧为7.5 cm，左侧为8 cm；右侧乳房宽11.5 cm，左侧乳房宽11.5 cm。在进行了各种假体模拟后，患者选择使用Allergan Inspira光面圆形中突275 mL硅胶假体。图片为术前乳房图像、术前模拟图像及使用所选假体术后图像（3个月）。

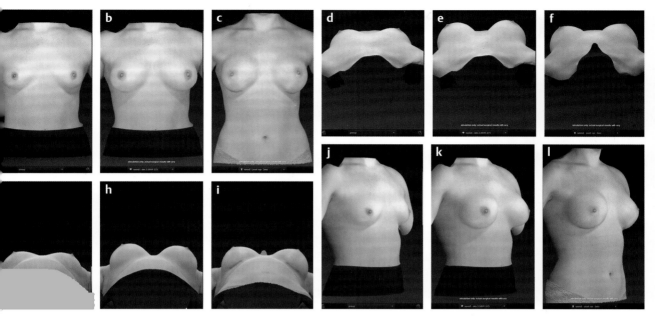

图4.2 图片显示的是一例24岁女性进行术前乳房成像结果，使用Allergan Inspira圆形光面中突硅胶假体进行术前模拟和术后成像结果。a～c. 正面图；d～f. 俯视图；g～i. 仰视图；j～l. 右侧斜视图

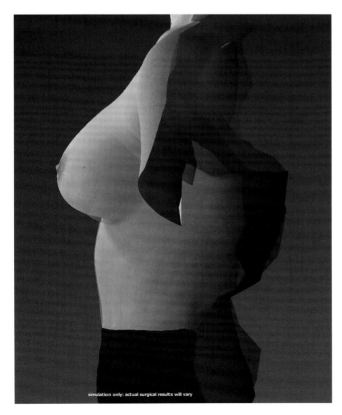

图4.3 该图显示了术前模拟和来自图4.2的术后图像的拟合图，突出两个图像的对称性

4.13　结论

三维成像是隆乳手术非常有用的辅助手段。该技术可量化乳房表面形态，以增强术前设计和术后效果。此外，该分析工具可在术前3D模型中识别并整合标准化客观测量值，以进一步模拟术后效果。这些信息可以用来增强患者术前教育、提高手术转化率和患者满意度。3D成像在外科手术和整形外科领域的持续结合应用将显著提高乳房美容手术的质量，并改善医患关系。

参·考·文·献 --

[1] Chang JB, Small KH, Choi M, et al. Three-dimensional surface imaging in plastic surgery: foundation, practical applications, and beyond. Plast Reconstr Surg. 2015; 135(5): 1295–1304.

[2] Thalmaan D. Die Stereogrammetrie: ein diagnostisches Hilfsmittel in der Kieferorthopaedie (Stereophotogrammetry: a diagnostic device in orthodontology). Zurich, Switzerland: University of Zurich; 1944.

[3] Tanner JM, Weiner JS. The reliability of the photogrammetric method of anthropometry, with a description of a miniature camera technique. Am J Phys Anthropol. 1949; 7(2): 145–186.

[4] Karlan MS. Contour analysis in plastic and reconstructive surgery. Arch Otolaryngol. 1979; 105(11): 670–679.

[5] Cutting CB, McCarthy JG, Karron DB. Three-dimensional input of body surface data using a laser light scanner. Ann Plast Surg. 1988; 21(1): 38–45.

[6] Liu C, Luan J, Mu L, et al. The role of three-dimensional scanning technique in evaluation of breast asymmetry in breast augmentation: a 100-case study. Plast Reconstr Surg. 2010; 126(6): 2125–2132.

[7] Cohen O, Small K, Lee C, et al. Is unilateral implant or autologous breast reconstruction better in obtaining breast symmetry? Breast J. 2016; 22(1): 75–82.

[8] Small K, Choi M, Petruolo O, et al. Is there an ideal donor site of fat for secondary breast reconstruction? Aesthet Surg J. 2014; 34(4): 545–550.

[9] Choi M, Small K, Levovitz C, et al. The volumetric analysis of fat graft survival in breast reconstruction. Plast Reconstr Surg. 2013; 131(2): 185–191.

[10] Quan M, Fadl A, Small K, et al. Defining pseudoptosis (bottoming out) 3 years after shortscar medial pedicle breast reduction. Aesthetic Plast Surg. 2011; 35(3): 357–364.

[11] Tepper OM, Unger JG, Small KH, et al. Mammometrics: the standardization of aesthetic and reconstructive breast surgery. Plast Reconstr Surg. 2010; 125(1): 393–400.

[12] Tepper OM, Small KH, Unger JG, et al. 3D analysis of breast augmentation defines operative changes and their relationship to implant dimensions. Ann Plast Surg. 2009; 62(5): 570–575.

[13] Choi M, Unger J, Small K, et al. Defining the kinetics of breast pseudoptosis after reduction mammaplasty. Ann Plast Surg. 2009; 62(5): 518–522.

[14] Small KH, Tepper OM, Unger JG, et al. Re-defining pseudoptosis from a 3D perspective after short scar-medial pedicle reduction mammaplasty. J Plast Reconstr Aesthet Surg. 2010; 63(2): 346–353.

[15] Tepper OM, Karp NS, Small K, et al. Three-dimensional imaging provides valuable clinical data to aid in unilateral tissue expander-implant breast reconstruction. Breast J. 2008; 14(6): 543–550.

[16] Tepper OM, Choi M, Small K, et al. An innovative three-dimensional approach to defining the anatomical changes occurring after short scar-medial pedicle reduction mammaplasty. Plast Reconstr Surg. 2008; 121(6):

1875–1885.

[17] Tepper OM, Small K, Rudolph L, et al. Virtual 3-dimensional modeling as a valuable adjunct to aesthetic and reconstructive breast surgery. Am J Surg. 2006; 192(4): 548–551.

[18] Gladilin E, Gabrielova B, Montemurro P, et al. Customized planning of augmentation mammaplasty with silicone implants using three-dimensional optical body scans and biomechanical modeling of soft tissue outcome. Aesthetic Plast Surg. 2011; 35(4): 494–501.

[19] Creasman CN, Mordaunt D, Liolios T, et al. Four-dimensional breast imaging, part II: clinical implementation and validation of a computer imaging system for breast augmentation planning. Aesthet Surg J. 2011; 31(8): 925–938.

[20] Creasman CN, Mordaunt D, Liolios T, et al. Four-dimensional breast imaging, part I: introduction of a technology-driven, evidence-based approach to breast augmentation planning. Aesthet Surg J. 2011; 31(8): 914–924.

[21] Kau CH, Richmond S, Incrapera A, et al. Three-dimensional surface acquisition systems for the study of facial morphology and their application to maxillofacial surgery. Int J Med Robot. 2007; 3(2): 97–110.

[22] Tzou CH, Artner NM, Pona I, et al. Comparison of three-dimensional surface-imaging systems. J Plast Reconstr Aesthet Surg. 2014; 67(4): 489–497.

[23] Epstein MD, Scheflan M. Three-dimensional imaging and simulation in breast augmentation: what is the current state of the art? Clin Plast Surg. 2015; 42(4): 437–450.

[24] Tebbetts JB, Tebbetts TB. An approach that integrates patient education and informed consent in breast augmentation. Plast Reconstr Surg. 2002; 110(3): 971–978, discussion 979–981.

[25] Adams WP. The High Five Process: tissue-based planning for breast augmentation. Plast Surg Nurs. 2007; 27(4): 197–201.

[26] Adams WP, Jr. The process of breast augmentation: four sequential steps for optimizing outcomes for patients. Plast Reconstr Surg. 2008; 122(6): 1892–1900.

[27] Adams WP Jr., ed. Breast Augmentation. McGraw Hill; 2011.

[28] Adams WP, Jr, Mallucci P. Breast augmentation. Plast Reconstr Surg. 2012; 130(4): 597e–611e.

[29] Adams WP, Jr, Small KH. The process of breast augmentation with special focus on patient education, patient selection and implant selection. Clin Plast Surg. 2015; 42(4): 413–426.

[30] Campbell CF, Small KH, Adams WP, Jr. The inframammary fold (IMF) fixation suture: proactive control of the IMF in primary breast augmentation. Aesthet Surg J. 2016; 36(5): 619–623.

[31] Dionyssiou DD, Demiri EC, Davison JA. A simple method for determining the breast implant size in augmentation mammaplasty. Aesthetic Plast Surg. 2005; 29(6): 571–573.

[32] Costa CR, Small KH, Adams WP, Jr. Bra sizing and the plastic surgery herd effect: are breast augmentation patients getting accurate information? Aesthet Surg J. 2017: sjw221.

[33] Hidalgo DA, Spector JA. Breast augmentation. Plast Reconstr Surg. 2014; 133(4): 567e–583e.

[34] Roostaeian J, Adams WP, Jr. Three-dimensional imaging for breast augmentation: is this technology providing accurate simulations? Aesthet Surg J. 2014; 34(6): 857–875.

[35] Hedén P, Montemurro P, Adams WP, Jr, et al. Anatomical and round breast implants: how to select and indications for use. Plast Reconstr Surg. 2015; 136(2): 263–272.

[36] Hedén P, Adams WP, Jr, Maxwell P, et al. Aesthetic breast surgery: consulting for the future—proposals for improving doctor-patient interactions. Aesthetic Plast Surg. 2009; 33(3): 388–394, discussion 395.

[37] Schreiber JE, Stern CS, Garfein ES, et al. A novel approach to surgical markings based on a topographical map and a projected 3D hologram. Plast Reconstr Surg. 2015; 136(4), Suppl: 132–133.

[38] Sandler AL, Tepper OM, Goodrich JT, et al. Use of a customized 3D "basket" to create a solitary split-thickness cranial graft from numerous split fragments in an infant. J Neurosurg Pediatr. 2014; 14(2): 196–199.

[39] Weissler JM, Stern CS, Schreiber JE, et al. The evolution of photography and three-dimensional imaging in

plastic surgery. Plast Reconstr Surg. 2017; 139(3): 761−769.

[40] Donfrancesco A, Montemurro P, Hedén P. Three-dimensional simulated images in breast augmentation surgery: an investigation of patients' satisfaction and the correlation between prediction and actual outcome. Plast Reconstr Surg. 2013; 132(4): 810−822.

第 5 章
解剖型假体与圆形假体的对比

Patrick Mallucci and Paolo Montemurro

摘要

- 解剖型假体和圆形假体都可用于乳房外科手术。假体选择是隆乳过程中的关键步骤之一。
- 基于组织的生物维度测量方法可以为每个个体定制选择假体的类型和形状，以便在并发症发生可能性最低的情况下得到最佳结果。

关键词

- 符合解剖学结构的假体，解剖型假体，圆形假体，基于组织的设计

要点

- 患者使用圆形假体和解剖型假体都能获得出色的手术结果。
- 通过适当的咨询和基于组织的设计，假体选择和手术方法可以被正确的规划。
- 解剖型假体的相对适应证包括：对自然或"非隆起"外观的渴望，孪缩的乳房下半极，乳房上半极过于丰满或胸部发育不全。

5.1 引言

自 1962 年第一个硅胶假体开始使用以来，乳房假体的发展发生了重大变化[1, 2]。与早期的植入假体相比，现代假体的结构更可靠、更精密。随时间推进发生的主要变化包括假体包膜完整性和表面构造以及内部凝胶的组成成分。现在的第五代假体受益于更高度交联

的有机硅凝胶让凝胶更具黏性，从而使外形稳定[3]。事实上，由于其稳定的三维结构，形状稳定的假体能让外科医生能够更好地控制乳房的形状[4]。文献和临床数据还表明，当涉及包膜挛缩[5-9]、假体破裂[8,9]和波纹时[10]，形状稳定的假体可能比低黏性的填充假体更具有益处，如今，圆形假体和解剖型假体的选择面很宽泛。不仅所有的制造商在其自有品牌的凝胶型号、形状和尺寸方面提供了较大的范围，品牌之间在这些方面的差异也为外科医生和患者提供了更多的选择。

应充分考虑假体形状和为每例患者选择正确形状的重要性，以优化结果。

圆形和解剖型假体之间的选择依旧是主观性的，并且通常取决于外科医生的经验和偏好，或者是患者先入为主的想法。一些同时存在于外科医生与患者中的有关于假体形状的错误观念使得这种选择更加困难。虽然一些作者主张用解剖型假体能更好地控制乳房上半极和乳房突度[11]，但其他的作者认为圆形和解剖型假体在患者满意度方面没有差异[12]。所以考虑兼顾不同形状的优点和缺点很是重要的。

虽然，隆乳被认为是一个相对简单的手术，但隆乳术后进行修复手术的比例仍然令人失望的高达20%[13]。在选择假体时缺乏统一的方法以及患者的需求与外科医生在假体使用方面的偏好之间的矛盾可能是这种二次手术率较高的原因。

5.2 解剖型与圆形假体

对于解剖型假体和圆形假体，隆乳的方法和原理已经得到了显著的发展。基于组织的设计和选择现已成为两者的标准。只关注假体的容积大小而不考虑患者自身胸部解剖局限性的手术方法应该是过时的，它是造成长期不良结果和超大假体不良影响的因素。

此外，已开展大量研究更好地理解乳房美学，实现增大的目的且更有持续性。这4个被Mallucci和Branford描述的关键参数是尝试实现这些目标的有用参考模板[14]：

（1）乳房上半极：下半极比为45∶55。

（2）以大约20°的角度向空中倾斜。

（3）线性的上半极斜率。

（4）下半极的紧凸曲线。

尽管这些参数通常有利于使用解剖型假体，但是当患者的组织解剖结构允许时，通过仔细选择圆形假体也可以实现类似的结果。对于已经存在高位乳头和较长的乳头到下皱襞距离，圆形假体可以容易地实现上极∶下极比为45∶55。在这种情况下，解剖型假体会使乳头过度抬高造成上极与下极比例不协调。

最近一项针对公众对乳房美感认知的调查表明，总体上86%的人更喜欢乳房的"自然"外观（即45∶55，乳房中下极容量占主要部分），而大约12%的人更喜欢更丰满的上极。

这种认识对于理解患者的期望和作为假体选择的指征非常重要：圆形假体对于后者更加合适，而解剖型假体对于前者更加合适[15]。

解剖型假体已在欧洲使用了 20 多年，近日，FDA 批准使用由三家制造商生产形状稳定的解剖型假体：Allergan（Irvine，CA）、Mentor（Santa Barbara，CA）和 Sientra（Santa Barbara，CA）。

解剖型假体在三个维度（宽度、高度和突度）上有变化，而圆形假体仅在两个维度 ［高度/宽度（相同）和突度］中有变化。因此，解剖型假体提供了更广泛的多样性，并且由于这个原因可以选择与乳房的特定形态相关的理想假体。对于某些乳房类型，它们也可以更好地控制乳房形状，对于许多患者而言，将提供更符合女性乳房审美理想的"自然"结果[14]。然而，由于对解剖型假体的一些常见误解，解剖型假体在隆乳手术中未得到充分利用。

5.3　患者咨询

咨询对于帮助患者做出关于假体形状的正确决定非常重要。确定患者已经知道的内容，如果她有错误概念，那么重新实施患者教育是非常重要的。互联网可以提供便利的知识来源，但也可能会给患者带来困惑，成为错误信息的来源[16]。患者应了解假体和技术的选择，以及这些过程的局限性。教育是基础，可以通过各种形式实现，包括交互演示（使用台式计算机或笔记本电脑）、视频和带回家的书面材料。患者参与也很重要。在这方面，被用来向患者展示假体形状的三维成像技术对可能的美学结果的影响是有价值的。这些技术可以精确模拟不同尺寸和形状的假体植入后的效果[17-20]。图像对与患者沟通非常有帮助，针对患者的情况为什么选择解剖学假体或圆形假体；或者，对于任何一方需要做出选择的人，进行可视化的模拟结果并做出明智的选择。如果没有三维成像技术，也可以使用其他可视化工具。例如，其他患者的结果照片可能会有所帮助。不应孤立地使用尺寸测量器来选择假体，但在假体选择后可能有价值，可向患者显示最终可能出现的效果。

关于解剖型假体的常见观点包括以下内容[9, 14, 21-23]：

● "圆形假体和解剖型假体之间的最终结果几乎没有差异。"

这种观点在某些情况下是正确的。例如，在没有包膜挛缩的情况下，对具有良好组织覆盖的患者使用适当大小的低突或中突假体，特别是低黏性填充物（其在站立位时将倾向于形成解剖学形状），使用解剖型假体或圆形假体产生的最终结果几乎没有差异。然而，突度越大（特别是全突度和超全突度假体），组织覆盖率就越差，假体的形状将影响乳房的最终形状（图 5.1）。

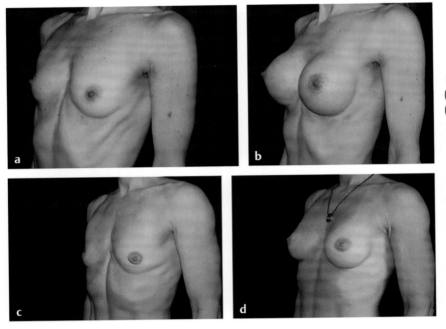

图5.1 一例35岁女性（a、b）和34岁女性（c、d）之间的比较，这两例女性有着类似体型和形状。图a、b中的女性追求超大的乳房，其术后乳房具有"完全虚假的外观"，而图c、d中的女性希望中等程度增大，因此具备了自然的外观。经乳房下皱襞切口的双平面技术植入Allergan假体术后图片显示效果对比：Inspira-TSX 310（b）vs. 410-MM 215（d）

- "解剖型假体会导致乳房上半极不饱满。"

在某些情况下，圆形假体相对于解剖型假体来说会使乳房上半极更饱满。然而，圆形假体也会导致过度丰满，特别是当使用超出最佳填充容量的假体时。这可能导致乳房上极高耸的外观（或者患者可能将其描述为上胸部的不自然外观或"做过手术"或"隆胸"外观），特别是当全突或超全突假体用于薄组织覆盖的患者时。尽管假体依然丰满，但由解剖型假体产生的上极斜率很可能是线性的，这与女性乳房的美学理想是相匹配的[14]。此外，解剖型假体可以对假性乳房下垂产生提升效果，其作用有点像内部支撑型胸罩。通过乳房下半极的容量增加，解剖型假体能以更"自然"的方式间接地让上半极饱满。假体的垂直放置也影响着上极的丰满度。如果放置太高或太低，圆形假体和解剖型假体都会产生过于饱满或欠缺的乳房上半极。通过正确设计新的乳房下皱襞的位置，将假体放置于垂直方向上可以获得上半极填充的最佳状态（图5.2、图5.3）。

- "假体旋转是解剖型假体的重大风险。"

这是一种常见的误导，往往被过分强调。其实假体旋转风险实际上非常低。最近在两个杂志上发表的多中心研究结果显示，6年内发生旋转的风险约为2.5%[9, 10, 14, 15, 21]。通过适当的假体选择，良好的手术技术——所谓紧贴式手套样囊腔的剥离以及良好的术后处理，可以将发生旋转的风险降至最低[6, 22]。

- "解剖型假体比圆形假体更坚固。"

形状稳定、高黏的解剖型假体确实比形状不稳定的圆形假体更坚固。但是，在适当选

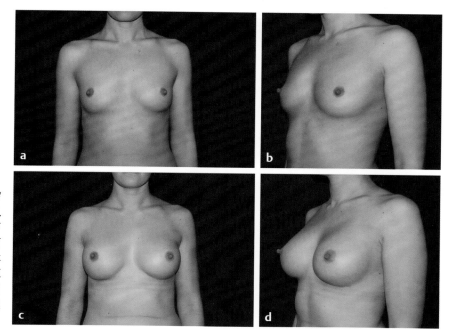

图5.2 a、b. 一例28岁女性进行隆乳前的乳房外观。通过乳房下皱襞切口使用双平面技术放置解剖型假体（Allergan Style 410-MX 325）。c、d. 术后8个月的外观显示乳房上半极的丰满度和自然外观

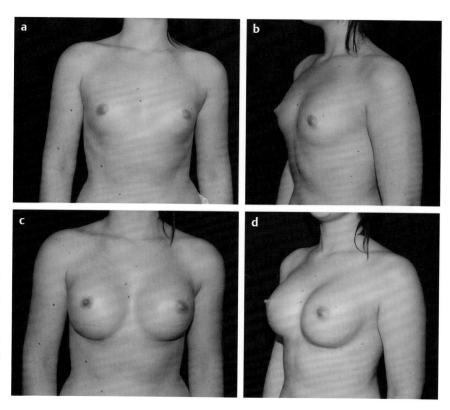

图5.3 a、b. 一例23岁女性，希望"丰满的外观"。选择圆形假体，通过乳房下皱襞切口应用双平面技术放置Allergan Inspira-TSF 325。c、d. 术后6个月结果

择前提下，这种差异很难被察觉。坚固的特性使其在形状形成及维持方面具有许多优势。而较硬的假体也可以减少褶皱，并且可能对早期的包膜挛缩更具抵抗力，从而使它们在这种情况下更柔软。

- "围绕隆乳的设计过程非常复杂。"

解剖型假体设计过程十分复杂的传言是没有根据的。完全相同的原则同样适用于现代圆形假体的设计，仅对假体直径进行一些调整[6, 22, 23]。唯一区别是解剖型假体通常植入平乳晕复合体的中点位置。由于假体泪滴形态已经导致假体下极要饱满些，因此假体在该植入位置将在上下极间产生更接近45∶55的比例分布。对于圆形假体，进行的调整是稍微将假体放置在乳头下方而不是在其上方，以产生类似的体积分布。

- "圆形假体和解剖型假体总是可以互换的。"

有些时候，如果乳房解剖情况有利并且正确地选择了圆形假体（低突、小容积假体），则可能符合这种情况。然而，在许多情况下，两者不可能互换，使用圆形假体时不能获得解剖型假体所提供的更广泛的多样性。

5.4 假体选择原则

假体选择中最重要的发展历程，就是围绕设计过程与基于其自身解剖和软组织特性，为每个个体选择合适假体的生物维度方法。以前的方法已经被生物维度测量方法所取代，以减少与选择过大的假体相关的许多并发症，例如软组织拉伸、褶皱、软组织变薄和进行性乳房下垂。

目前已经建立了几种基于组织的术前设计系统，包括Akademikliniken（AK）方法[23, 24]、High Five流程[25]，以及最近的乳房假体维度、乳房容量、所需过量组织（ICE）原则[26]。AK方法和ICE原则主要是手术设计系统，而High Five流程是假体选择系统和手术设计方法。此外，一个为整个隆乳过程经过验证的系统已经被开发了，这就是作为4个关键阶段中的第二阶段：患者教育和知情同意，基于组织的术前设计、精细的手术技术和明确的术后护理[6]。即使在术前设计步骤中，假体选择也只是众多决策中的一项，其中还包括不对称评估、确定乳房下褶皱、切口选择和层次选择[6, 23]。因此，关于假体形状的选择不能孤立地进行。它应该在隆乳过程更宽泛的背景下进行[6, 23]。除了假体形状之外，许多植入物因素也会影响隆乳的美学效果。这些包括假体的内聚性：由于硅凝胶会受到重力影响，相比低黏性假体，高黏性假体能更有效地维持上极的丰满度[23]。假体的填充百分比也可能对外观产生影响，高填充假体可以提供更多的上极体积[23]。假体相对于乳头-乳晕复合体位置也会严重影响术后乳房整体"外观"。

我们已经指出圆形假体和解剖型假体之间的定位差异，试图获得更自然的外观。植入假体位置不当会产生过高的上极饱满或过多的下极容积量。这反过来会对乳头位置和角度造成不利影响。此外，与手术技术相关的技术因素，如手术分离平面和切口选择，也将影响近期和远期的结果。

5.5 解剖型假体和圆形假体的适应证

圆形或解剖型假体的选择会使经验不足的外科医生感到困惑。使用生物维度方法对术前设计和选择假体以及美学目标有更好的理解。外科医生应对圆形和解剖假体都能得心应手，而且能为特定个体选择合适的假体。影响假体选择的因素取决于3个主要因素：

（1）患者对外观的渴望（即"自然"与"明显"）。

（2）患者解剖：这包括乳房的形状、宽度、乳房下半极的高度（乳头到乳房下皱襞距离）、软组织覆盖量（尤其是乳房上半极）、乳房的松弛下垂、皮肤质量、体质、不对称以及任何胸壁异常。

（3）既往手术史：既往乳房手术可能会影响假体的选择，特别是在发生乳房假体旋转的患者中。

当涉及患者的要求时，重要的是要根据其自身解剖局限性降低患者的期望值。患者通常不会将解剖因素（如乳房挛缩或假性乳房下垂）视为选择假体的限制因素，倾向于使用解剖型而非圆形假体。因为解剖型假体提供的尺寸变化更大，复杂的不对称性胸壁畸形也可以用解剖型假体。在假体选择过程中所有这些因素都需要作为必要的步骤跟患者进行仔细解释。

患者的生活方式也可能会影响假体的选择。运动员或喜欢运动的人可能更适合圆形假体而不是解剖型假体（图5.4）。这类人群发生假体旋转的风险可会更高，因此不适合使用解剖型假体。

5.6 患者和乳房解剖学情况对假体选择的重要性

如前所述，许多解剖因素会影响乳房假体选择。

第一个因素是乳房形态和组织覆盖。如果乳房组织不是很紧致，解剖型乳房假体（具有更好控制填充部位）更有利于改善形状。基于同样的理由，在较薄乳房组织覆盖（<1.5～2 cm）的患者中，解剖型乳房假体更受青睐（图5.5）。相比之下，患者的软组织覆盖良好和（或）良好基础乳房形状，运用圆形乳房假体也可以达到良好结果（图5.6）。这些患者的美学效果不会因假体的形状有很大变化，特别是当使用低或中突乳房假体时。因此，圆形假体可能是合理的选择，因为没有假体旋转的风险，并且更便宜且更易于使用。

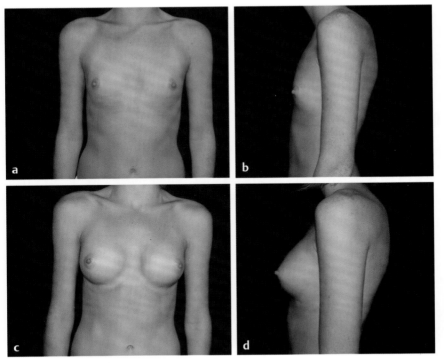

图5.4 a、b. 术前显示一例23岁的女性运动员。选择了中突圆形假体：Allergan Inspira-TSM 240，选择乳房下皱襞切口，采用双平面技术。c、d. 图片显示10个月后外观

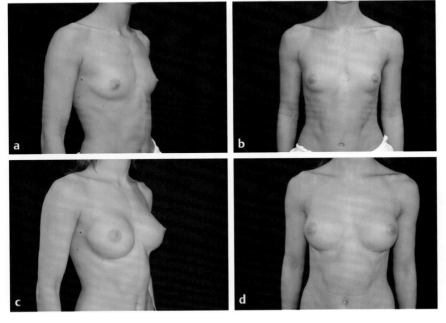

图5.5 a、b. 32岁女性因乳房发育不良而隆乳。选择解剖型乳房假体，Allergan Style 410-MX 325，通过乳房下皱襞切口，采用双平面技术。c、d. 手术后9个月的结果

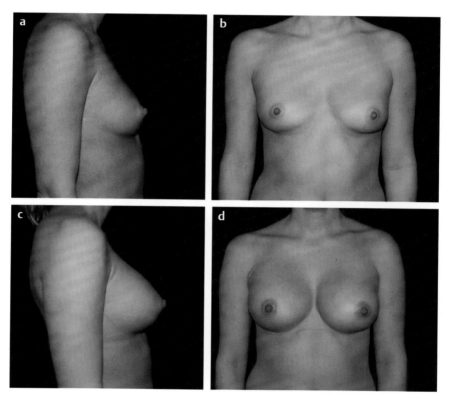

图5.6 a、b. 26岁女性，乳房组织覆盖良好。选择圆形假体，Allergan Inspira-TSF 295，通过乳房下皱襞切口，采用双平面技术。c、d. 图片显示术后7个月的外观

第二个因素与管状乳房的存在或乳房下极缩窄相关。能够改变高度宽度比，唯一可能的就是解剖型乳房假体，因此对这些患者很重要。例如，将低突或中突的解剖型假体下极放置于更接近乳房下皱襞，与圆形假体相比，最大限度地降低双泡畸形风险（图5.7）。形态稳定凝胶假体对于扩张缩窄乳房的下极也是最佳的。

第三个因素与乳房不对称有关。所有患者存在一定程度乳房不对称，大多数情况下，无须每侧乳房使用不同的假体。但是，应当指出的是，解剖型乳房假体具有更大潜力调整双侧不对称性（但是使用尺寸非常不同的假体时应格外小心）。这种"精确"调节只能通过解剖型乳房假体实现。

第四个因素是胸壁畸形。这些通常是选择解剖型假体的良好指征。例如，相比于圆形假体可能导致乳房上极过饱满，解剖型乳房可能会给鸡胸患者提供更自然的上极（图5.8）。类似地，对于单侧胸部发育不良的患者，可以通过使用不同的解剖型乳房来纠正畸形（无论是形状还是体积）。

最后因素是乳房下垂或乳房下极松弛。正确的术前设计和良好的手术技术，可以用解剖型假体实现乳头-乳晕复合体的提升。此外，解剖型假体更容易增加乳房下极容积，从而使乳头-乳晕复合体得到提升，这些乳房假体在高度和突度方面的多样性为外科医生提供了更多选择（图5.9）。

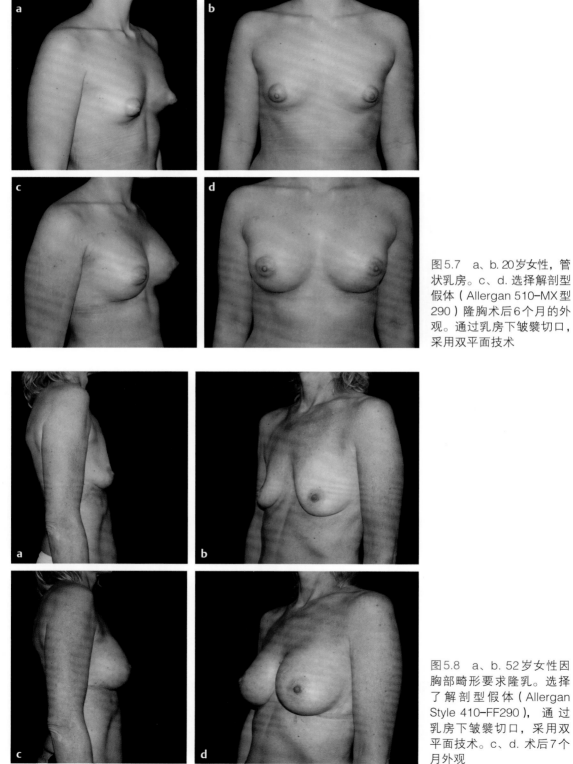

图5.7　a、b. 20岁女性，管状乳房。c、d. 选择解剖型假体（Allergan 510-MX型290）隆胸术后6个月的外观。通过乳房下皱襞切口，采用双平面技术

图5.8　a、b. 52岁女性因胸部畸形要求隆乳。选择了解剖型假体（Allergan Style 410-FF290），通过乳房下皱襞切口，采用双平面技术。c、d. 术后7个月外观

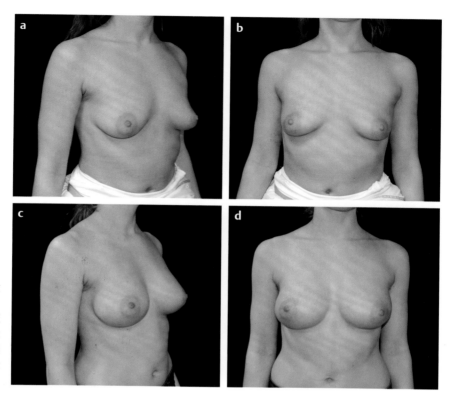

图 5.9　a、b. 29 岁女性患者假性乳房下垂，经乳房下皱襞切口、双平面技术植入 Allergan 410-LF310 解剖型假体。c、d. 图片显示术后 12 个月外观

相反，乳房下垂可能是圆形假体的禁忌证，因为放置过高，乳头-乳晕复合体可能会移位；如果放置太低，则可能存在双泡畸形。

5.7　再次手术

再次手术通常很复杂，需要掌握不同类型和形状假体的知识和经验。修复手术通常因为功能性（假体旋转、破裂或包膜挛缩）或美观（双泡畸形，随时间推移外观变形，乳房大小变化）而需要将旧的乳房假体更换为新的。改变乳房形状的能力至关重要，外科医生必须非常自信地从圆形假体到解剖型假体，从解剖型假体到圆形假体，从解剖型假体到解剖型假体转换使用，以及熟练使用不同高度、宽度和突度假体来获得更好的术后效果（图 5.10、图 5.11）。

这种手术通常需要将假体的植入平面层次从腺体下改变到胸大肌下，或者假体已经位于胸大肌下，可以创建新的胸大肌下囊腔，并控制囊腔的大小，如 Hedén 和 Maxwell 及其同事所述。作为修复手术过程的一部分，通常需要进行其他软组织处理，例如乳房悬吊固定或使用内部支撑物，例如脱细胞真皮基质或补片。

再次手术中圆形或解剖型乳房假体的选择取决于许多因素，包括现有乳房形状、软组

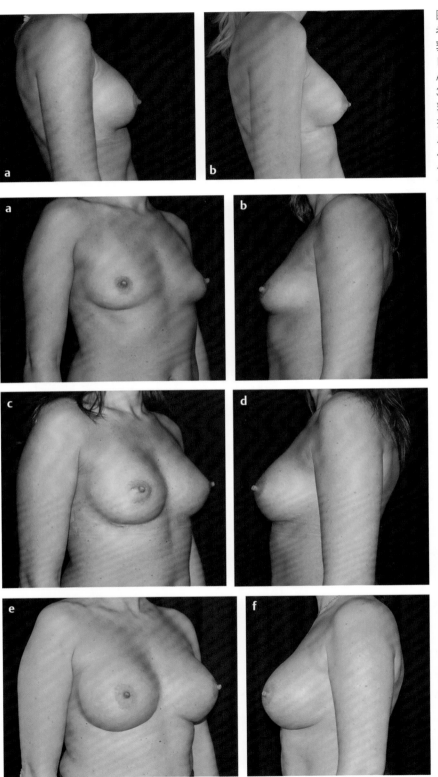

图5.10　32岁女性患者初次用圆形假体隆乳，经乳房下皱襞切口、双平面技术植入Allergan Inspira-TSM 310假体。a. 患者抱怨乳房上极过于饱满，更换了与原来假体相同底盘宽度的Allergan 410-MF 295解剖型假体，植入在新的胸大肌下腔。b. 术后半年显示，乳房上极弧度更加自然

图5.11　a～d. 27岁女性第一次隆胸术后9个月进行了乳房假体更换，选择解剖型假体，Allergan Style 410-MF 255，采用双平面技术，通过乳房下皱襞切口进行的手术。患者希望获得更大的乳房和更丰满的乳房上极。使用圆形假体Allergan Inspira-TSF 385进行了乳房假体更换。e、f. 图片显示手术后14个月外观

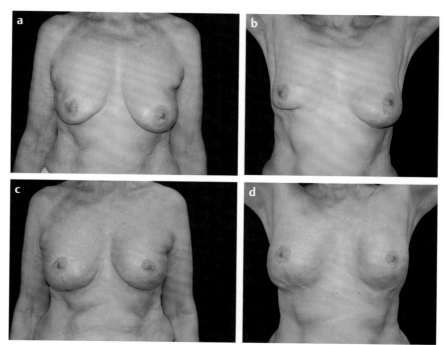

图5.12 a、b.67岁女性，经历多次手术而且手术病史不详细。进行假体置换并悬吊固定，植入Inspira-TSLP250圆形乳房假体。c、d. 手术后15个月外观

织和控制囊腔的能力。第三个因素与解剖型假体特别相关。新的胸大肌下囊腔使得再次使用解剖型假体成为可能。从胸肌后剥离掉现有假体前面的包膜，从而创造一个可控制假体尺寸的"新"空间，并产生新的新鲜表面，从而更好地与新假体结合。因此，在可能首先错误地选择了圆形假体的情况下，即使原始的圆形假体已经位于胸肌下平面，也可以放心地更换为解剖型假体。

在植入腔大小无法控制的情况下，通常建议使用圆形假体。比如这种情况下解剖型假体经常发生旋转。因此可能只能牺牲外观，才能避免再次假体旋转（图5.12）。

其他次要问题如最初的假体选择不当而导致的双泡畸形。解剖型假体可以提供固定容积的不同高度的假体，通常可以使用较低高度的假体来帮助解决问题。

5.8 结论

假体选择是隆胸手术过程中一个关键步骤[6, 22, 23]。基于组织的生物维度测量方法能让外科医生为每个个体选择合适假体类型和形状，从而获得最佳手术结果并将并发症降至最低。多个因素需要考虑，包括患者期望值、乳房解剖情况、胸部软组织的质量、生活方式和既往的手术史，都会影响对假体的选择。让患者充分了解和术前宣教可以帮助他们理解特定情况下的选择原则，是隆乳手术过程中非常重要的部分。外科医生有责任指导患者选择假体，而不是强迫患者选择不符合他们最佳需要的假体。单纯追求增加乳房的容积而忽

略乳房解剖学上的限制会导致身体和美学的破坏。另外，仔细选择乳房假体，隆乳将成为一个积极的生活改变经历，恢复因发育不良、怀孕或衰老而失去的女性自信和气质。

参·考·文·献

[1] Adams WP, Jr, Potter JK. Breast implants: materials and manufacturing past, present and future. In: Spear SL, ed. Surgery of the Breast: Principles and Art. 3rd ed. Philadelphia, PA: Wolters Kluwer/Lippincott Williams & Wilkins; 2011:344−356.

[2] Maxwell GP, Gabriel A. The evolution of breast implants. Plast Reconstr Surg. 2014; 134(1), Suppl:12S−17S.

[3] Calobrace MB, Capizzi PJ. The biology and evolution of cohesive gel and shaped implants. Plast Reconstr Surg. 2014; 134(1), Suppl: 6S−11S.

[4] Hedén P, Montemurro P, Adams WP, Jr, et al. Anatomical and round breast implants: how to select and indications for use. Plast Reconstr Surg. 2015; 136(2): 263−272.

[5] Brown MH, Shenker R, Silver SA. Cohesive silicone gel breast implants in aesthetic and reconstructive breast surgery. Plast Reconstr Surg. 2005; 116(3): 768−779, discussion 780−781.

[6] Adams WP, Jr. The process of breast augmentation: four sequential steps for optimizing outcomes for patients. Plast Reconstr Surg. 2008; 122(6): 1892−1900.

[7] Lista F, Tutino R, Khan A, et al. Subglandular breast augmentation with textured, anatomic, cohesive silicone implants: a review of 440 consecutive patients. Plast Reconstr Surg. 2013; 132(2): 295−303.

[8] Hedén P, Bronz G, Elberg JJ, et al. Long-term safety and effectiveness of style 410 highly cohesive silicone breast implants. Aesthetic Plast Surg. 2009; 33(3): 430−436, discussion 437−438.

[9] Maxwell GP, Van Natta BW, Murphy DK, et al. Natrelle style 410 form-stable silicone breast implants: core study results at 6 years. Aesthet Surg J. 2012; 32(6): 709−717.

[10] Hedén P, Boné B, Murphy DK, et al. Style 410 cohesive silicone breast implants: safety and effectiveness at 5 to 9 years after implantation. Plast Reconstr Surg. 2006; 118(6): 1281−1287.

[11] Schwartz MR. Algorithm and techniques for using Sientra's silicone gel shaped implants in primary and revision breast augmentation. Plast Reconstr Surg. 2014; 134(1), Suppl: 18S−27S.

[12] Macadam SA, Ho AL, Lennox PA, et al. Patient-reported satisfaction and health-related quality of life following breast reconstruction: a comparison of shaped cohesive gel and round cohesive gel implant recipients. Plast Reconstr Surg. 2013; 131(3): 431−441.

[13] Choudry U, Kim N. Preoperative assessment preferences and reported reoperation rates for size change in primary breast augmentation: a survey of ASPS members. Plast Reconstr Surg. 2012; 130(6): 1352−1359.

[14] Mallucci P, Branford OA. Concepts in aesthetic breast dimensions: analysis of the ideal breast. J Plast Reconstr Aesthet Surg. 2012; 65(1): 8−16.

[15] Friedman T, Davidovitch N, Scheflan M. Comparative double blind clinical study on round versus shaped cohesive gel implants. Aesthet Surg J. 2006; 26(5): 530−536.

[16] Montemurro P, Porcnik A, Hedén P, et al. The influence of social media and easily accessible online information on the aesthetic plastic surgery practice: literature review and our own experience. Aesthetic Plast Surg. 2015; 39(2): 270−277.

[17] Creasman CN, Mordaunt D, Liolios T, et al. Four-dimensional breast imaging, part Ⅰ: introduction of a technology-driven, evidence-based approach to breast augmentation planning. Aesthet Surg J. 2011; 31(8): 914−924.

[18] Creasman CN, Mordaunt D, Liolios T, et al. Four-dimensional breast imaging, part Ⅱ: clinical implementation and validation of a computer imaging system for breast augmentation planning. Aesthet Surg J. 2011; 31(8):

925–938.

[19] Donfrancesco A, Montemurro P, Hedén P. Three-dimensional simulated images in breast augmentation surgery: an investigation of patients' satisfaction and the correlation between prediction and actual outcome. Plast Reconstr Surg. 2013; 132(4): 810–822.

[20] Roostaeian J, Adams WP, Jr. Three-dimensional imaging for breast augmentation: is this technology providing accurate simulations? Aesthet Surg J. 2014; 34(6): 857–875.

[21] Hammond DC, Migliori MM, Caplin DA, et al. Mentor Contour Profile Gel implants: clinical outcomes at 6 years. Plast Reconstr Surg. 2012; 129(6): 1381–1391.

[22] Maxwell GP, Scheflan M, Spear S, et al. The evidence and rationale for macrotextured breast implants and consensus recommendations for optimising their effectiveness. Aesthet Surg J. 2014; 34(6): 876–881.

[23] Hedén P. Breast augmentation with anatomic, high-cohesiveness silicone gel implants (European Experience). In: Spear SL, ed. Surgery of the Breast: Principles and Art. 3rd ed. Philadelphia, PA: Wolters Kluwer/Lippincott Williams & Wilkins; 2011:1322–1345.

[24] Hedén P, Jernbeck J, Hober M. Breast augmentation with anatomical cohesive gel implants: the world's largest current experience. Clin Plast Surg. 2001; 28(3): 531–552.

[25] Tebbetts JB, Adams WP. Five critical decisions in breast augmentation using five measurements in 5 minutes: the high five decision support process. Plast Reconstr Surg. 2005; 116(7): 2005–2016.

[26] Mallucci P, Branford OA. Design for natural breast augmentation: the ICE principle. Plast Reconstr Surg. 2016; 137(6): 1728–1737.

第 6 章
生物膜与乳房假体：引导我们如何为患者做到最好

W. Louis F. Wessels, Karen Vickery, and Anand K. Deva

摘要

- 在过去10～15年里，我们积累了大量的研究和证据，提高了我们对乳房假体相关并发症的理解。细菌在植入过程中对假体的污染，引起亚临床（生物膜）感染，这是导致包膜挛缩的主要原因，也是再次手术的主要原因。本章将简述这方面的最新证据，并指导外科医生最大限度减少此类风险。

关键词

- 细菌，生物膜，包膜挛缩，假体-间变性大细胞淋巴瘤

要点

- 本章概述了包膜形成的重要性及产生原因。
- 介绍了细菌生物膜及其对外科和临床医生的意义。
- 生物膜是包膜挛缩主要原因的关键证据被提出。
- 预防乳房假体生物膜形成的14条策略。

6.1 引言

无论是初次隆乳术或在乳房重建手术，包膜挛缩（CC）都是最常见的原因，其概率甚至高达59%[1]。而且，包膜挛缩的修复手术本身也极具挑战性，术后美学效果欠佳，并有再次发生挛缩而需要再次修复的可能，其概率可高达39.7%[2,3]。乳房假体表面的细菌污

染，是形成包膜挛缩的首要因素[4]，其证据支持源自数十年来的临床和实验研究，源自对细菌生物膜在医疗用品污染中所起作用的更深了解[5]。作为外科医生，我们现在可将这一成为定论的科学成果，转化为对手术室患者的益处，从而降低植入时乳房假体被污染的风险。我们通过将注意力集中在此目标上，将尽力减少不良结果的风险和修复手术的必要。

　　本章将阐述细菌生物膜的生物学和发生机制，以及它们在假体相关感染中的重要性，然后，将阐述在术前、术中及术后各个环节，指导医生如何针对细菌污染采取相应的策略，这些策略均有证据支撑。最近关于细菌感染与宿主免疫刺激之间联系的研究，以及与之关联的乳房假体相关的假体-间变性大细胞淋巴瘤（BIA-ALCL），也将予以阐述。

6.2　细菌生物膜

　　当细菌接触到物体表面时，会发生表型变化，从浮游（自由漂浮）状态变为附着状态（生物膜）[6, 7]。细菌附着的初始力是范德华力，并可能通过表面电荷作用得以加强，继而细菌分泌细胞外的多聚黏液，然后黏液不可逆转地附着在底层表面（图 6.1）。被包裹在胞外多糖基质（EPS）中的细菌的结合物被定义为生物膜[8]。一旦形成并在适当的条件下，生物膜可形成包膜并具有一系列的生长优势。该过程包括扩散阻滞、渗透细胞、基因转移、pH 变化、促进宿主炎症和组织损伤，这些病理过程反过来又为生物膜的生长提供养分[9]。生物膜的耐药机制如图 6.2 所示。所有这些因素使得生物膜对宿主的免疫和抗生素的敏感性大大降低[10]。它们在医疗用品污染和作为修复手术原因中的作用被日益重视[5]。一旦材料被污染，生物膜达到引起宿主炎症反应阈值，那么解决方法只有两条：终生抑制性抗生素治疗和移除/更换假体，这当然意味着并发症和死亡的风险。因此，最好的预防是避免生物膜产生，毕竟移除的选择是有限的。框 6.1 提供了被报道与生物膜相关的医疗设备名称。

框 6.1　与生物膜感染相关医疗装置列表

1. 关节假体
2. 阴茎假体
3. 骨折固定装置
4. 静脉穿刺和导尿管
5. 腹膜透析管
6. 隐形眼镜
7. 乳房假体
8. 内镜
9. 心血管和胆道支架
10. 心脏起搏器
11. 人工耳蜗

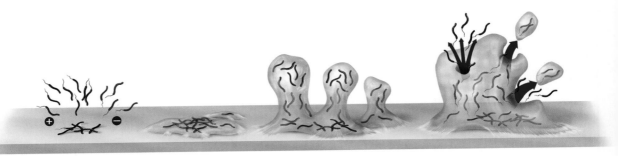

图6.1　生物膜的形成，从最初的可逆性附着到生长和扩散

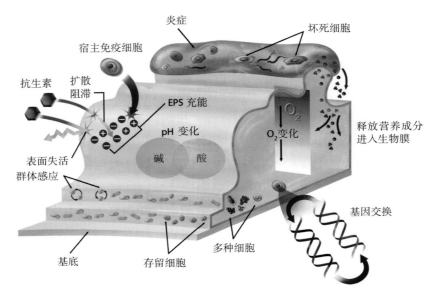

图6.2　生物膜有多种生存和耐药策略，包括抗菌剂失活、防止宿主免疫细胞渗透、扩散阻滞、群体感应、基因交换释放、pH变化等

6.3　支持亚临床感染假说的证据

Burkhardt等最先提出乳腺导管和皮肤的污染是包膜挛缩的重要致病因素[11]。许多临床研究现已证实，与轻度或无包膜挛缩的患者相比，严重的包膜挛缩患者体内的细菌明显增多[12-15]。主要的分离物是表皮葡萄球菌，它是乳腺导管和皮肤区主要的共生菌[16]，也是引起设备相关感染的常见原因。在两项研究中，丙酸杆菌也被分离出来[12, 15]。从严重的包膜挛缩患者体内取出的移植物表面可见细菌生物膜，提示其有一定的致病作用。Rieger等[17]最近也发表了一项大型临床研究，表明显著细菌生长与包膜挛缩严重程度增加呈正相关。这些结果反映在猪包膜挛缩生成中细菌生物膜重要性的研究中[18]。

来自相关杂志的实验室研究也证实，在硅胶假体表面培植细菌后包膜挛缩发生率增加[19, 20]。最直接的证据源自 Tamboto 等[21] 的一项里程碑式的研究，证明了细菌是包膜挛缩的重要原因。利用猪模型，已有研究证实了接种和（或）硅胶乳房假体的内源性感染向生物膜形成的发展以及随后向包膜挛缩的显著进展（图6.3）。作者提出了一个阈值模型来解释为何临界水平的生物膜污染会导致宿主炎症，并随后促进生物膜的生长[22]。最近的研究表明，带纹理的乳房移植物能够支持更高水平的细菌体外生长，而细菌生物膜水平高的患者会发生显著的淋巴细胞反应。这些发现对BIA-ALCL有重要意义，可以解释在已报道的病例中，纹理型移植物出现得更多的原因[23]。在某些患者中，慢性生物膜感染扩展的亚临床感染可能导致淋巴细胞的激活和转化（图6.4）。

基于上述研究，更重要的是预防乳房假体的污染，如果预防措施有效，就广泛采用。

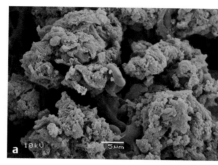
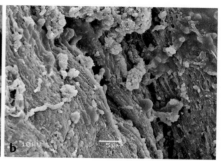

图6.3　电子显微镜扫描显示葡萄球菌生物膜。a.在乳房假体表面上。b.在挛缩的乳房假体包膜内层上

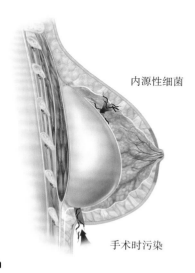
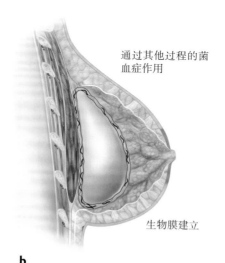
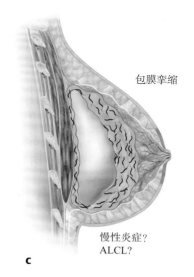

内源性细菌

手术时污染

a

通过其他过程的菌血症作用

生物膜建立

b

包膜挛缩

慢性炎症?
ALCL?

c

图6.4　亚临床感染假说提出通过生物膜生长和宿主反应导致从污染到包膜挛缩的演变。我们最近也推测了从炎症到变形及癌变的演化，这也是延伸的亚临床感染假说

实验室研究证实，假体上的抗菌涂层可以显著降低包膜挛缩的发生[24, 25]。临床研究表明，使用囊腔灌洗可以显著降低包膜挛缩，支持抗感染治疗在隆乳手术中的有效性。最近的两项临床试验表明，使用聚维酮碘和（或）局部抗生素灌洗，包膜挛缩发生率降低了90%之多[28, 29]。

我们现在可以考虑一些策略来降低植入时细菌污染的风险。以下总结了14条策略来预防乳房假体周围的细菌感染。

6.4　14条策略

2013年，Deva等在其论文中首次发表了该策略，概述了预防相关感染的重要性[5]。从那时起，越来越多的外科医生鼓励将这些策略纳入实践中。我们现在总结了14条策略，并利用临床和实验室数据来支持具体的临床实践。

6.4.1　第1条：于麻醉诱导期静脉使用抗生素

预防性全身抗生素的使用已被证明在包括矫形外科和心脏支架植入在内的一系列手术中，可显著降低材料植入相关感染的风险[30, 31]。Khan在一项单次静脉注射预防性抗生素剂量与术后5天注射的比较研究中显示了对隆乳手术的益处[32]。Perrotti等综述了抗生素在美容外科的应用指征，总结了抗生素预防性使用在隆乳术中的益处[33]。

6.4.2　第2条：避免乳晕周围切口和腋下切口

环乳晕切口与较高的包膜挛缩发生率相关[34, 35]。从解剖学观点来看，通过乳腺导管和腺体实质的分离，除了增加乳头感觉丧失和干扰母乳喂养的风险外，还增加了细菌污染的风险。Jacobson等[35]比较了腋窝切口、环乳晕切口和乳房下皱襞切口，发现腋窝切口（6.4%）和环乳晕切口（2.5%）的包膜挛缩发生率明显高于乳房下皱襞切口（0.5%）。他们认为，由于缺乏清晰可见的乳腺实质和腋窝尾部的腺体分离，从而增加了腋窝入路的细菌污染的可能性尚不能确定。

因此，推荐使用乳房下皱襞切口来达到筋膜下或双平面囊腔的精确解剖分离。

6.4.3　第3条：使用乳头贴

在囊腔的分离和假体植入过程中，会有液体从乳头导管溢出。Batsich等[16]和Burkhardt等[11]注意到溢出液体中存在大量的细菌，并认为乳房是一个干净的污染术区。

Wixtrom等[36]证明，在隆乳过程中，乳头贴的内部污染程度很高。他们建议在隆乳手术的全程都要遮蔽乳头。Giordan和Salmi[37]最近的一份报道称，在平均3年的随访时间内，除了使用聚维酮碘和抗生素囊腔冲洗外，还使用了乳头贴的患者的包膜挛缩发生率明显降低（0%使用乳贴*vs.*5%未使用乳贴）。

6.4.4　第4、5、6条：手术技术

- 进行仔细的非创伤性解剖分离，以避免组织血流受损。
- 认真止血。
- 避免进入乳腺实质的解剖分离。

这3个步骤涉及假体囊腔的剥离技术。在直视下使用电刀剥离术和预凝穿支血管的技术进展，显著减少隆乳术后的急性并发症[38-40]。血肿为细菌生长提供沃土，彻底的止血可减少假体周围的血红蛋白污染[41]。丧失活力的组织（肌肉/脂肪）的存在也是感染的基质。

乳房下皱襞切口和双平面囊腔为减少乳腺实质的损伤风险提供了最好的入路选择。

6.4.5　第7条：囊腔的抗菌或消毒冲洗

Burkhardt 和Eades是首先倡导在假体植入前用聚维酮碘冲洗囊腔以去除任何细菌污染的人[42]。在一项研究中，作者随机使用聚维酮碘溶液浸泡毛面假体，其包膜挛缩率降低至4%，而在对比组，生理盐水浸泡的光面假体的包膜挛缩率为50%[42]。Adams等量化了三联抗生素溶液减少假体囊腔细菌的体外生长[26]。随后，他们进行了一项对比试验，结果显示，在初次隆乳术、乳房固定术和假体植入式乳房重建中，三联抗生素溶液加或不加聚维酮碘的囊腔冲洗能显著降低包膜挛缩[27]。最近的两项临床研究证实，用抗生素和（或）聚维酮碘冲洗可降低包膜挛缩发生率90%之多[28, 29]。

6.4.6　第8条：使用推荐植入袋

Mladick是首个推荐使用植入袋来减少皮肤切口假体污染风险的人[43]。从那时起，开始提倡像Keller漏斗、隔离手套、聚维酮碘浸渍纱布等屏障技术。一项初步的临床研究表明，使用植入袋后包膜挛缩发生率降低了54%[44]。

需要进一步严格的比较研究，以积累更多的证据来支持其日常应用。

6.4.7　第9条：使用新器械、铺单和手套进行植入

有证据表明，隔离衣和手套的污染发生于手术开始后1小时[45, 46]。Ward等的研究表明，穿棉质隔离衣的手术团队成员袖子上的细菌污染水平要高出基线4倍（31% *vs.* 7%）。该27件隔离衣中有26件允许细菌通过布料传播[45]。外科医生在手术室内保留外部手套1小时，细菌感染率为23%。Beldame等[46]的研究表明，超过50%的手套在接受假体关节置换术的常规取样中发现被表皮葡萄球菌污染，有趣的是，16%的培养物对耐甲氧西林金黄色葡

萄球菌呈阳性反应。

Saito等[47]的研究显示，在常规手术使用后，手术器械受到了较高水平的污染。开腹手术所用的器械污染程度最高，其中有3%的器械显示有微生物生长。最常见的污染物是表皮葡萄球菌[47]。

在接触假体之前，常规更换手套和器械可减少污染的风险。一些外科医生还会将器械浸入消毒液中，以减少在手术室中暴露污染。Knobben等[48]已经证实，手套和器械在氯己定溶液中浸泡可消灭所有存在的细菌，并减少了细菌在手术室内发生的表面转移。

6.4.8　第10、11条：处理假体

- 尽量缩短假体植入前的暴露时间。
- 尽量减少假体的位置变化和替换假体。

手术时间的长短与感染的风险有直接关联[49-51]。这可能与手术室内的空气和微粒污染有关。Edmiston等的研究表明，在86%的空气样本中发现了凝固酶阴性的葡萄球菌，其中51%在距伤口0.5 mm范围内[52]。这些细菌的来源是手术室工作人员的鼻孔。

减少假体的暴露、位置调整与取出时间以及假体重置次数，可有效减少细菌污染的风险。假体模具的使用，可有效解决假体与囊腔适配问题，可以减少假体操作和暴露时间。

6.4.9　第12条：分层封闭的使用

采用筋膜重置和真皮关闭的分层关闭，减少假体和乳腺间的无效腔[53]。在脊柱手术和复发性腹股沟疝的手术中，多层缝合术可减少切口裂开和感染[54]。

6.4.10　第13条：避免使用引流管

已经证明负压引流的使用是细菌进入术区的直接通道，并报道是导致感染和包膜挛缩产生的原因[55-57]。Dower和Turner证实早在术后2小时，细菌生物膜污染就可在引流管产生[55]。Henriksen等[57]在一项前瞻性研究中表明，引流管的使用使包膜挛缩的风险增加了2.3倍。在初次隆乳术中不建议使用引流管。

6.4.11　第14条：使用抗生素预防皮肤黏膜损伤

目前对使用过假体患者的建议是，对于任何后续的皮肤或黏膜损伤手术（包括牙科手术），都应预防性应用抗生素[58]。Hunter等报道了一例经过多次牙科治疗的晚期乳房假体感染梭状芽孢杆菌的病例[59]。似乎乳房假体应考虑到血行迟发性感染的风险，并建议患者预防性使用抗生素（口服第一代头孢菌素）。如果他们要进行任何皮肤和（或）黏膜损伤的手术，我们还建议隆乳女性接受终身随访。我们更倾向于在每年的体检时看到她们。乳腺癌

筛查也随之列入检测项目。

6.5 未来发展

目前在骨科文献中有证据表明，抗感染的策略可以显著降低伤口和关节假体感染的风险。14条策略是一个以证据为基础的，用以降低隆乳手术中乳房假体感染的策略[60]，因此形成了一个基于科学的、旨在降低包膜挛缩发生率的策略。这些策略的抗菌效果确保外科医生在目前为他的患者在隆乳术中做到最好。

未来，假体很可能具有内在的技术来对抗浮游细菌和（或）防止细菌黏附。开发、测试诸多不同的安全技术来对抗感染已经是许多研究的重点。

参·考·文·献 ---

[1] Wong CH, Samuel M, Tan BK, et al. Capsular contracture in subglandular breast augmentation with textured versus smooth breast implants: a systematic review. Plast Reconstr Surg. 2006; 118(5): 1224–1236.

[2] Bengtson BP, Van Natta BW, Murphy DK, et al. Style 410 U.S. Core Clinical Study Group. Style 410 highly cohesive silicone breast implant core study results at 3 years. Plast Reconstr Surg. 2007; 120(7), Suppl 1:40S–48S.

[3] Spear SL, Murphy DK, Slicton A, et al. Inamed Silicone Breast Implant U.S. Study Group. Inamed silicone breast implant core study results at 6 years. Plast Reconstr Surg. 2007; 120(7), Suppl 1:8S–16S, discussion 17S–18S.

[4] Chong SJ, Deva AK. Understanding the etiology and prevention of capsular contracture: translating science into practice. Clin Plast Surg. 2015; 42(4): 427–436.

[5] Deva AK, Adams WP, Jr, Vickery K. The role of bacterial biofilms in device-associated infection. Plast Reconstr Surg. 2013; 132(5): 1319–1328.

[6] Hall-Stoodley L, Costerton JW, Stoodley P. Bacterial biofilms: from the natural environment to infectious diseases. Nat Rev Microbiol. 2004; 2(2): 95–108.

[7] Sauer K, Camper AK, Ehrlich GD, et al. Pseudomonas aeruginosa displays multiple phenotypes during development as a biofilm. J Bacteriol. 2002; 184(4): 1140–1154.

[8] Donlan RM, Costerton JW. Biofilms: survival mechanisms of clinically relevant microorganisms. Clin Microbiol Rev. 2002; 15(2): 167–193.

[9] Fux CA, Costerton JW, Stewart PS, et al. Survival strategies of infectious biofilms. Trends Microbiol. 2005; 13(1): 34–40.

[10] Høiby N, Bjarnsholt T, Givskov M, et al. Antibiotic resistance of bacterial biofilms. Int J Antimicrob Agents. 2010; 35(4): 322–332.

[11] Burkhardt BR, Fried M, Schnur PL, et al. Capsules, infection, and intraluminal antibiotics. Plast Reconstr Surg. 1981; 68(1): 43–49.

[12] Ahn CY, Ko CY, Wagar EA, et al. Microbial evaluation: 139 implants removed from symptomatic patients. Plast Reconstr Surg. 1996; 98(7): 1225–1229.

[13] Virden CP, Dobke MK, Stein P, et al. Subclinical infection of the silicone breast implant surface as a possible cause of capsular contracture. Aesthetic Plast Surg. 1992; 16(2): 173–179.

[14] Pajkos A, Deva AK, Vickery K, et al. Detection of subclinical infection in significant breast implant capsules.

Plast Reconstr Surg. 2003; 111(5): 1605−1611.

[15] Del Pozo JL, Tran NV, Petty PM, et al. Pilot study of association of bacteria on breast implants with capsular contracture. J Clin Microbiol. 2009; 47(5): 1333−1337.

[16] Bartsich S, Ascherman JA, Whittier S, et al. The breast: a clean-contaminated surgical site. Aesthet Surg J. 2011; 31(7): 802−806.

[17] Rieger UM, Raschke GF, Frei R, et al. Role of bacterial biofilms in patients after reconstructive and aesthetic breast implant surgery. J Long Term Eff Med Implants. 2014; 24(2−3): 131−138.

[18] Hu H, Jacombs A, Vickery K, et al. Chronic biofilm infection in breast implants is associated with an increased T-cell lymphocytic infiltrate: implications for breast implant-associated lymphoma. Plast Reconstr Surg. 2015; 135(2): 319−329.

[19] Shah Z, Lehman JA, Jr, Tan J. Does infection play a role in breast capsular contracture? Plast Reconstr Surg. 1981; 68(1): 34−42.

[20] Kossovsky N, Heggers JP, Parsons RW, et al. Acceleration of capsule formation around silicone implants by infection in a guinea pig model. Plast Reconstr Surg. 1984; 73(1): 91−98.

[21] Tamboto H, Vickery K, Deva AK. Subclinical (biofilm) infection causes capsular contracture in a porcine model following augmentation mammaplasty. Plast Reconstr Surg. 2010; 126(3): 835−842.

[22] Jacombs A, Tahir S, Hu H, et al. In vitro and in vivo investigation of the influence of implant surface on the formation of bacterial biofilm in mammary implants. Plast Reconstr Surg. 2014; 133(4): 471e−480e.

[23] Brody GS, Deapen D, Taylor CR, et al. Anaplastic large cell lymphoma occurring in women with breast implants: analysis of 173 cases. Plast Reconstr Surg. 2015; 135(3): 695−705.

[24] Darouiche RO, Meade R, Mansouri MD, et al. In vivo efficacy of antimicrobe-impregnated saline-filled silicone implants. Plast Reconstr Surg. 2002; 109(4): 1352−1357.

[25] Jacombs A, Allan J, Hu H, et al. Prevention of biofilm-induced capsular contracture with antibiotic-impregnated mesh in a porcine model. Aesthet Surg J. 2012; 32(7): 886−891.

[26] Adams WP, Jr, Conner WC, Barton FE, Jr, et al. Optimizing breast pocket irrigation: an in vitro study and clinical implications. Plast Reconstr Surg. 2000; 105(1): 334−338, discussion 339−343.

[27] Adams WP, Jr, Rios JL, Smith SJ. Enhancing patient outcomes in aesthetic and reconstructive breast surgery using triple antibiotic breast irrigation: six-year prospective clinical study. Plast Reconstr Surg. 2006; 118(7), Suppl:46S−52S.

[28] Blount AL, Martin MD, Lineberry KD, et al. Capsular contracture rate in a low-risk population after primary augmentation mammaplasty. Aesthet Surg J. 2013; 33(4): 516−521.

[29] Giordano S, Peltoniemi H, Lilius P, et al. Povidone-iodine combined with antibiotic topical irrigation to reduce capsular contracture in cosmetic breast augmentation: a comparative study. Aesthet Surg J. 2013; 33(5): 675−680.

[30] Bratzler DW, Houck PM. Surgical Infection Prevention Guideline Writers Workgroup. Antimicrobial prophylaxis for surgery: an advisory statement from the National Surgical Infection Prevention Project. Am J Surg. 2005; 189(4): 395−404.

[31] Bratzler DW, Dellinger EP, Olsen KM, et al. American Society of Health-System Pharmacists (ASHP). Infectious Diseases Society of America (IDSA). Surgical Infection Society (SIS). Society for Healthcare Epidemiology of America (SHEA). Clinical practice guidelines for antimicrobial prophylaxis in surgery. Surg Infect (Larchmt). 2013; 14(1): 73−156.

[32] Khan UD. Breast augmentation, antibiotic prophylaxis, and infection: comparative analysis of 1,628 primary augmentation mammoplasties assessing the role and efficacy of antibiotics prophylaxis duration. Aesthetic Plast Surg. 2010; 34(1): 42−47.

[33] Perrotti JA, Castor SA, Perez PC, et al. Antibiotic use in aesthetic surgery: a national survey and literature review. Plast Reconstr Surg. 2002; 109(5): 1685−1693, discussion 1694−1695.

[34] Wiener TC. Relationship of incision choice to capsular contracture. Aesthetic Plast Surg. 2008; 32(2): 303–306.

[35] Jacobson JM, Gatti ME, Schaffner AD, et al. Effect of incision choice on outcomes in primary breast augmentation. Aesthet Surg J. 2012; 32(4): 456–462.

[36] Wixtrom RN, Stutman RL, Burke RM, et al. Risk of breast implant bacterial contamination from endogenous breast flora, prevention with nipple shields, and implications for biofilm formation. Aesthet Surg J. 2012; 32(8): 956–963.

[37] Giordano S, Salmi A. LOP15: Nipple shields as additional tool to pocket irrigation in reducing capsular contracture after Cosmetic breast augmentation. Plast Reconstr Surg. 2014; 134(2S): 386.

[38] Hedén P, Boné B, Murphy DK, et al. Style 410 cohesive silicone breast implants: safety and effectiveness at 5 to 9 years after implantation. Plast Reconstr Surg. 2006; 118(6): 1281–1287.

[39] Maxwell GP, Van Natta BW, Bengtson BP, et al. Ten-year results from the Natrelle 410 anatomical form-stable silicone breast implant core study. Aesthet Surg J. 2015; 35(2): 145–155.

[40] Handel N, Garcia ME, Wixtrom R. Breast implant rupture: causes, incidence, clinical impact, and management. Plast Reconstr Surg. 2013; 132(5): 1128–1137.

[41] Rouault TA. Microbiology. Pathogenic bacteria prefer heme. Science. 2004; 305(5690): 1577–1578.

[42] Burkhardt BR, Eades E. The effect of Biocell texturing and povidone-iodine irrigation on capsular contracture around saline-inflatable breast implants. Plast Reconstr Surg. 1995; 96(6): 1317–1325.

[43] Mladick RA. "No-touch" submuscular saline breast augmentation technique. Aesthetic Plast Surg. 1993; 17(3): 183–192.

[44] Flugstad NA, Pozner JN, Baxter RA, et al. Does implant insertion with a funnel decrease capsular contracture? A preliminary report. Aesthet Surg J. 2016; 36(5): 550–556.

[45] Ward WG, Sr, Cooper JM, Lippert D, et al. Glove and gown effects on intraoperative bacterial contamination. Ann Surg. 2014; 259(3): 591–597.

[46] Beldame J, Lagrave B, Lievain L, et al. Surgical glove bacterial contamination and perforation during total hip arthroplasty implantation: when gloves should be changed. Orthop Traumatol Surg Res. 2012; 98(4): 432–440.

[47] Saito Y, Kobayashi H, Uetera Y, et al. Microbial contamination of surgical instruments used for laparotomy. Am J Infect Control. 2014; 42(1): 43–47.

[48] Knobben BA, van der Mei HC, van Horn JR, et al. Transfer of bacteria between biomaterials surfaces in the operating room—an experimental study. J Biomed Mater Res A. 2007; 80(4): 790–799.

[49] Peersman G, Laskin R, Davis J, et al. Prolonged operative time correlates with increased infection rate after total knee arthroplasty. HSS J. 2006; 2(1): 70–72.

[50] Leong G, Wilson J, Charlett A. Duration of operation as a risk factor for surgical site infection: comparison of English and US data. J Hosp Infect. 2006; 63(3): 255–262.

[51] Korol E, Johnston K, Waser N, et al. A systematic review of risk factors associated with surgical site infections among surgical patients. PLoS One. 2013; 8(12): e83743.

[52] Edmiston CE, Jr, Seabrook GR, Cambria RA, et al. Molecular epidemiology of microbial contamination in the operating room environment: Is there a risk for infection? Surgery. 2005 Oct;138(4): 573–9; discussion 579–582.

[53] Grzywna AM, Miller PE, Glotzbecker MP, et al. Offset layered closure reduces deep wound infection in early-onset scoliosis surgery. J Pediatr Orthop B. 2016; 25(4): 361–368.

[54] Dur AH, den Hartog D, Tuinebreijer WE, et al. Low recurrence rate of a two-layered closure repair for primary and recurrent midline incisional hernia without mesh. Hernia. 2009; 13(4): 421–426.

[55] Dower R, Turner ML. Pilot study of timing of biofilm formation on closed suction wound drains. Plast Reconstr Surg. 2012; 130(5): 1141–1146.

[56] Araco A, Gravante G, Araco F, et al. Capsular contracture: results of 3002 patients with aesthetic breast augmentation. Plast Reconstr Surg. 2006; 118(6): 1499−1500, author reply 1500−1502.

[57] Henriksen TF, Fryzek JP, Hölmich LR, et al. Surgical intervention and capsular contracture after breast augmentation: a prospective study of risk factors. Ann Plast Surg. 2005; 54(4): 343−351.

[58] Lockhart PB, Garvin KL, Osmon DR, et al. The antibiotic prophylaxis guideline for prosthetic joints: trying to do the right thing. J Am Acad Orthop Surg. 2013; 21(3): 193−194.

[59] Hunter JG, Padilla M, Cooper-Vastola S. Late Clostridium perfringens breast implant infection after dental treatment. Ann Plast Surg. 1996; 36(3): 309−312.

[60] Kn, obben BA, van Horn JR, van der Mei HC, et al. Evaluation of measures to decrease intra-operative bacterial contamination in orthopaedic implant surgery. J Hosp Infect. 2006; 62(2): 174−180.

第 7 章
双平面隆乳术

William P. Adams, Jr.

摘要

■ 双平面隆乳是一种全能技术，它能够优化各种类型乳房的长期软组织覆盖，同时最大限度地减少对患者的利弊权衡并使其获益最大化。该技术几乎可应用于所有隆乳术，在一个初次隆乳术中唯一需要做的决定，便是双平面解剖类型的精确选择。在过去的 10 年里，作者所做案例的 99% 都是使用了双平面技术。使用该技术的研究数据结果明显优于其他囊腔平面。需要指出的是，隆乳术中高水平结果的案例大多数采用双平面技术，而其他平面技术类似的数据并不存在。

关键词

■ 双平面，隆乳，手术技术，囊腔平面

要点

● 双平面是一种多功能的部分胸大肌后囊腔假体放置技术，相比于腺体后囊腔和筋膜下囊腔有许多优点，同时减少了传统胸大肌后囊腔技术的缺点。

● 离断胸大肌下缘到胸骨旁区域以形成"一囊双平面"。

● 首先分离胸大肌后囊腔，然后用手术医生的手指将乳腺向前扩展，利用"双手法"评估上覆乳腺腺体的扩展度。如果需要，进一步解剖胸大肌与腺体之间的间隙，使假体的更多部分直接位于腺体后，以获得更好的乳房扩展度。

7.1　引言

　　双平面隆乳一词在整形外科中经常被提及；然而，外科医生对这一术语的具体含义感到困惑。双平面隆胸是在2001年最早被提出的部分胸大肌后平面的一种隆乳方式[1]。尽管在此之前已有医生使用相似的手术技术，但没有被确切地描述和定义于临床应用中。

　　双平面隆乳技术是一种部分胸大肌后平面隆乳技术，包括以下内容（图7.1）：

（1）胸大肌下缘的离断。

（2）不离断胸骨旁的胸大肌内缘主体。

（3）不同程度的腺体–胸大肌间隙解剖，以优化假体–乳腺组织的交互/动力学。

　　"双平面"一词意味着假体下部分放置于腺体后而中上部分放置于胸大肌后。

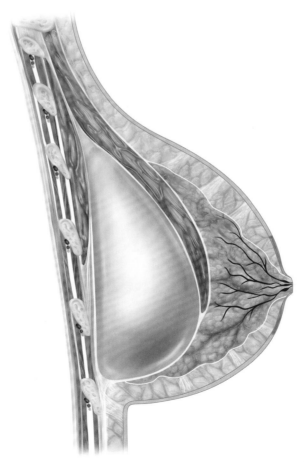

图7.1　侧面图描绘了双平面隆乳中肌肉、假体和乳腺组织之间的关系

　　许多外科医生离断胸大肌下缘的做法，实际上就是在进行双平面解剖，尽管他们可能没有认识到这一点。

　　双平面技术的目标是优化软组织覆盖，我们从文献中明确，在基于假体植入的乳房手术中，软组织覆盖始终是头等大事。优化软组织覆盖不是短期的考虑（即最初的 6 ~ 12 个月），而是患者的终生之事，并最终决定所有乳房假体的长期效果。此外，双平面技术努力为所有乳房类型提供最佳的长期软组织覆盖，并减少与传统胸大肌后平面技术（意为无任何胸大肌下缘离断的单纯胸大肌后囊腔剥离；图7.2）相关的利弊权衡。在考虑获益与权衡取舍时，相较于其他囊腔平面技术，很明显，双平面技术有着更多的获益、更少的利弊权衡（框7.1）。

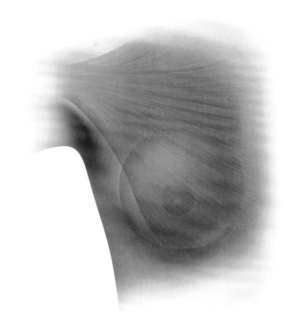

图 7.2　在传统的胸大肌后平面技术中，胸大肌后间隙被剥离，而胸大肌下缘未被离断

框 7.1　双平面方法的风险与优势

- 权衡利弊
  - 可能增加假体下缘轮廓明显或可见的风险。
  - 相对于腺体后/筋膜后平面（SG/SF）有更轻微地动态移动感。
- 优势
  - 相对于胸大肌后/肌后平面（SP/SM）有更可控的乳房下极形态。
  - 与腺体后平面（SG）相似的恢复（使用适当的技术）效果。
  - 通过提供更多的上极覆盖，降低与腺体后/筋膜后（SG/SF）平面类似的假体边缘轮廓外显的风险。
  - 减少与腺体后/筋膜后（SG/SF）平面类似的对乳腺 X 线检查的干扰。
  - 减少与胸大肌后/肌后（SP/SM）平面类似的假体侧移风险。
  - 更少的包膜挛缩（相对于 SG）。
  - 胸大肌收缩时更少的变形（相对于 SP/SM）。
  - 更好的中部充填（相对于 SP/SM）。
  - 更好的乳房下皱襞（乳房下皱襞）位置的控制（相对于 SP/SM）。

　　双平面技术的描述将该技术细分为3种不同类型（图7.3 ~ 图7.5）。

　　Ⅰ型是向胸骨旁边界离断胸大肌下缘，但不分离/解剖胸大肌和乳腺腺体间的连接。

　　Ⅱ型是类似Ⅰ型的胸大肌下缘离断，同时分离解剖胸大肌-乳腺腺体间隙使离断的胸大

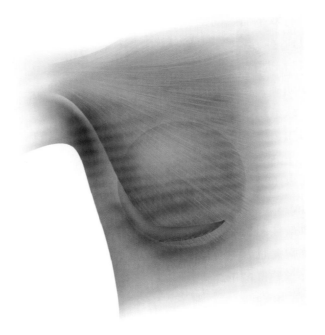

图7.3　胸大肌下缘离断形成 I 型双平面囊腔

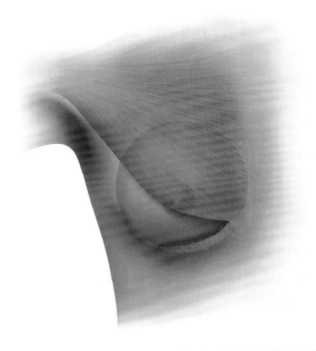

图7.4　胸大肌下缘离断并进一步游离胸大肌尾侧端与乳腺腺体间间隙以形成 II 型双平面

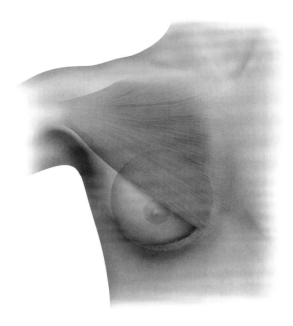

图7.5　胸大肌下缘离断并进一步游离胸大肌尾侧端与乳腺腺体间间隙以形成 Ⅲ 型双平面

肌下缘向头侧旋转到达乳晕下缘。

Ⅲ 型则是胸大肌下缘的头侧旋转到达乳晕上缘。

> 临床实践的实际情况是，以上外科解剖分型在实际操作过程中肯定不会以单一形式存在：事实上，它们可能存在于多个解剖关系。然而，这些概念仍然与双平面技术的应用密切相关。

通过使用双平面技术进一步优化假体-腺体接触面而获益的患者类型包括：皮肤软组织罩松弛者、乳腺下垂者以及乳房下极缩窄者（图7.6）。

此外，这一讨论的说服力来自向胸骨旁界进行的胸大肌下缘的离断，而不破坏整个胸大肌中部的完整性（图7.7）。

这一点很重要，因为胸骨旁界胸大肌内缘有意或无意的离断，都会导致沿内侧乳房发生的不可矫正的畸形，包括假体的轮廓外显、波纹感、牵拉性波纹感、结节感、中线贯通以及软组织拉伸。

双平面技术的禁忌证包括乳房下极组织极薄的患者，可通过捏起下级组织厚度小于5 mm来明确（参见第3章）。在这些患者中，传统的胸大肌后平面通常是一个更好的选择，虽然这个平面的技术具有明显的权衡和牺牲，包括更多的动态移位感、更多的假体侧移、乳房下皱襞位置圆钝化以及更难预测的乳房下极位置。对于健美运动员而言，双平面技术也是禁忌证，他们更适合胸大肌上平面。

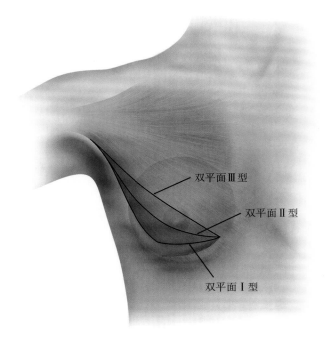

双平面Ⅲ型

双平面Ⅱ型

双平面Ⅰ型

图7.6　Ⅰ型双平面技术中的胸肌关系

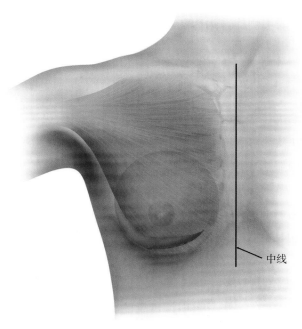

中线

图7.7　在双平面囊腔制作中，必须保持胸大肌内侧缘的完整性，以最大限度地保证软组织覆盖和最小化位移

　　值得注意的是，胸大肌-腺体间的分离程度是外科医生在常规初次隆乳术中唯一需要做出的决定。要谨记这个分离程度应该少量、逐渐地增加，这很重要。并且，大多数初次隆胸者都只需要使用 I 型双平面技术。

　　外科医生应该特别小心避免进行比 III 型双平面更多的解剖分离。一旦胸大肌下缘的移位向上超过了乳晕上缘，那将很难再获得可以较好覆盖假体的肌肉组织。

7.2　外科技术

　　建议使用短效肌松效果的全身麻醉方法，以便于双平面技术的实施（视频 7.1）。

　　利于进行操作的器械包括：良好的头灯、无齿长头带抽吸拉钩、假体植入铲、双臂拉钩、手控单极电凝（图 7.8）。

　　使用新的下皱襞切口放置假体的操作详见第 8 章。这是双平面技术的首选切口；然而，双平面隆胸术也可以通过乳晕切口，或者甚至依靠适当设备经腋窝切口进行。尽管如此，双平面技术的数据显示主要还是通过下皱襞切口实现。在有其他入路切口的等效数据存在之前，下皱襞切口仍然是所有隆胸切口中最久经考验的[1-3]。在第 8 章中，我们详细阐述了初始囊腔解剖的原则。简单地说，在直视下解剖囊腔，通过可预防性地止血从而精确地实施"四步解剖"技术，以消灭囊腔内的出血。解剖的最初部分是对胸大肌下缘的离断，注意需要在不超过胸骨内侧缘这个要点下进行。解剖的第二、第三和第四步则精确地定义了囊腔解剖的其余部分（图 7.9）。

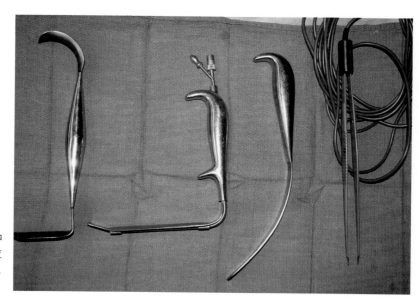

图 7.8　除头灯外，以下 4 种设备用于囊腔制作：双臂拉钩、无齿长头带抽吸拉钩、手控单极电凝和假体植入铲

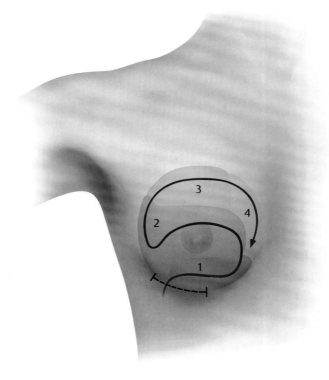

图7.9　四步解剖法的顺序

　　沿胸骨内缘分布的胸大肌主体则被原封不动地保留，以最大限度地覆盖假体。尽管沿胸骨向上进一步离断胸大肌可以获得更好的双乳间距，但这种做法会导致更多的问题，并不推荐。

　　一旦最初的囊腔解剖完成，外科医生将一个或两个手指通过切口进入胸大肌后，在稳固的拉钩向前牵引下，撑起胸大肌及其上覆的乳腺腺体，达到选定假体的预期扩张度（图7.10）。

　　使用另一只手（非主导手），从皮肤外与主导手双合触诊乳腺组织，并评估乳腺的扩展度和垂直方向的松弛度。在乳房下垂或皮肤松弛的病例中，必须最大限度地扩展上覆的腺体，以防止"双泡"或"瀑布"样畸形形成（图7.11）。值得注意的是，上覆乳腺和皮肤的松弛程度大于一个合理大小假体所能扩张的程度，是双平面隆胸的极限。传统的乳房下垂分类在临床上对做出这个决定没有帮助。在最近发表的一篇文献中，Lee等详细阐述了这个"决策树"[5]。

　　关键的限制是SS < 4 cm和在最大拉伸情况下乳头到乳房下皱襞距离（N:IMF最大值 <10 cm）。

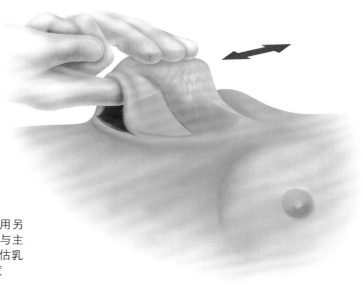

图7.10 执行双平面评估。使用另一只手（非主导手），从皮肤外与主导手双合触诊乳腺组织，并评估乳腺的扩展度和垂直方向的松弛度

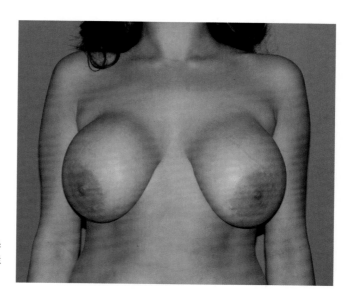

图7.11 因乳房下级扩展不足导致的经典双泡样畸形，也称瀑布样畸形

　　在乳房下级缩窄的患者中，必须通过这一策略来评估其乳房下级的扩展度，并以此确保这一扩展度的最大化。外科医生执行此策略后，假如需要增加乳腺下级的直接接触面，胸大肌及其前方的乳腺腺体间的间隙即被解剖。这之间的附着应该逐步被解剖，避免过度分离。外科医生则可持续使用双合诊，决定分离胸大肌下缘使其向头侧转位/收缩的程度。目标是通过最小的分离解剖获得所需要的假体-腺体-胸大肌接触面积。一般来说，胸大肌

下缘断端的回缩，不能超过乳晕上缘；否则，由于上部假体上方的收缩力存在，假体的有效覆盖会很困难或无法实现（图7.6）。

一旦双平面微调完成，囊腔用含抗生素的溶液冲洗，定向植入假体并检查。必须确保软组织覆盖于假体上，尤其是在更广泛的双平面解剖中，胸大肌下缘可能在某些情况下发生折叠（图7.12）。

放置假体时，使用双头拉钩置于胸大肌下缘的肌肉下方也很重要，可以保护胸大肌与腺体间的接触面，以免被假体植入运动产生的一个纯粹力量所破坏或过度解剖（图7.13）。

一些外科医生错误地主张在胸大肌后间隙解剖之前进行的腺体-胸大肌间隙分离，由于

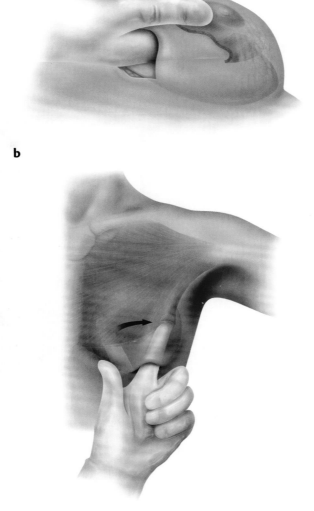

图7.12　a、b. 在双平面囊腔创建后，肌肉和软组织重新轻轻覆盖在假体上

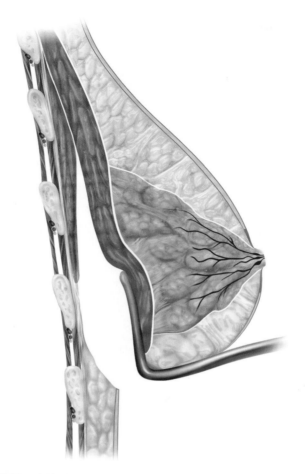

图 7.13　放置假体时，使用双头拉钩置于胸大肌下缘肌肉下方也很重要，可以保护胸大肌与腺体间的接触面以免被假体植入运动时产生的一个纯粹力量所破坏或过度解剖

在双合诊评估策略实施之前，很难精确把控这一分量，故结局往往令人失望。同样重要的是要理解：相对于分离解剖的程度或少量腺体-肌肉接触面可导致较大程度肌肉头侧运动的论断，上述做法更容易产生肌肉断端的转位或头侧牵拉。按前面详述的步骤操作要更准确和简单。

一旦方向确定和软组织重置妥当，切口按手术医生的常规程序进行缝合和关闭。

双平面技术的不同乳房类型的患者示例在图 7.14 ～图 7.16 中说明。

7.3　总结

双平面隆乳是一种较全能技术，它能够优化各种乳房类型的长期软组织覆盖，

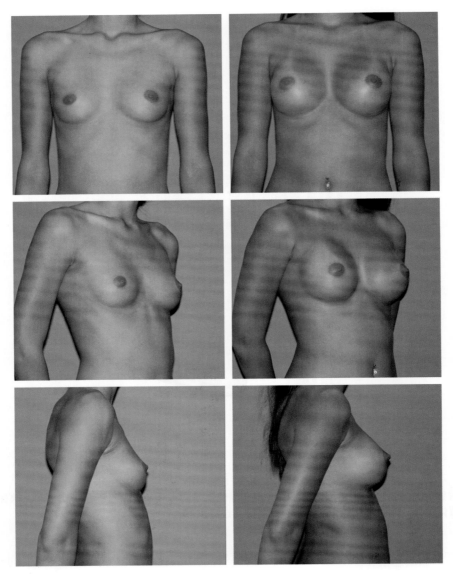

图7.14 采用双平面Ⅰ型技术的标准初次隆乳术

同时最大限度地减少患者的权衡取舍并使其获益最大化。该技术几乎可应用于所有隆乳术，在一个标准初次隆乳术中唯一需要做的决定，便是双平面解剖类型的精确选择。在过去的7年里，我们所有案例的99%都是使用了双平面技术。其中健美运

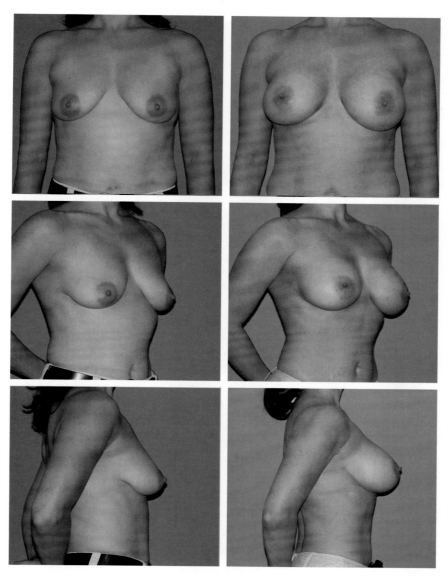

图 7.15　皮肤松弛、乳腺下垂的患者采用 II / III 型双平面技术，下极扩张良好，且被覆假体的腺体组织无下垂

动员除外。

使用该技术的研究数据结果明显优于其他囊腔平面[1-4]。建议在大多数的初次隆乳术中使用该技术。

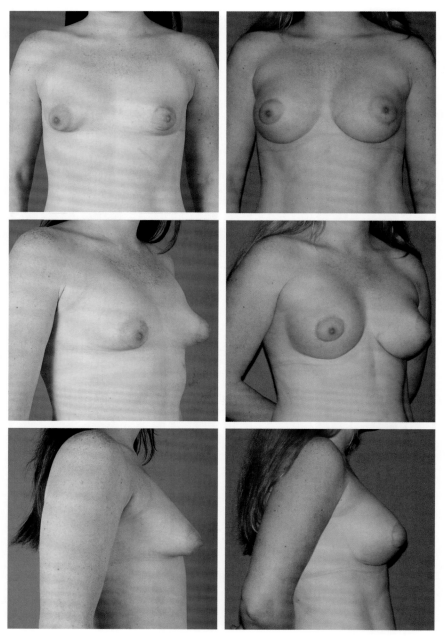

图7.16 乳房下级狭窄的患者，通过 II / III 型双平面解剖技术进行治疗，通过优化乳房下极的腺体-假体接触面，乳房下极扩展非常出色。值得注意的是，在乳房下极的腺体中做了一些放射状切开，使下级进一步扩展

参·考·文·献

[1] Tebbetts JB. Dual plane breast augmentation: optimizing implant-soft-tissue relationships in a wide range of

breast types. Plast Reconstr Surg. 2001; 107(5): 1255−1272.

[2] Tebbetts JB, Adams WP. Five critical decisions in breast augmentation using five measurements in 5 minutes: the high five decision support process. Plast Reconstr Surg. 2005; 116(7): 2005−2016.

[3] Adams WP, Jr. The process of breast augmentation: four sequential steps for optimizing outcomes for patients. Plast Reconstr Surg. 2008; 122(6): 1892−1900.

[4] Tebbetts JB. Dual plane breast augmentation: optimizing implant-soft-tissue relationships in a wide range of breast types. Plast Reconstr Surg. 2006; 118(7, Suppl): 81S−98S, discussion 99S−102S.

[5] Lee MR, Unger JG, Adams WP, Jr. The tissue-based triad: a process approach to augmentation mastopexy. Plast Reconstr Surg. 2014; 134(2): 215−225.

第 8 章
乳房下皱襞入路与双平面技术

William P. Adams, Jr.

摘要

- 本章详细介绍了乳房下皱襞隆乳手术的最新模式化技术。此项技术是隆乳手术过程的第三步，也是在较高水平上实施隆乳手术。这些步骤精确且系统，并可在直视下进行无创性和预控止血。

关键词

- 隆乳手术，乳房下皱襞入路，乳房下皱襞，双平面，外科技术方面，预控止血

要点

- 乳房下皱襞切口易于术前规划，并可准确定位术后的乳房下皱襞。
- 解剖顺序是模式化的，可以实现非常有效的囊腔解剖。
- 预控止血技术可以让囊腔分离在直视、无创伤且无钝性剥离的情况进行。
- 大多数高水平的隆乳手术都采用了乳房下皱襞入路。

8.1 引言

乳房下皱襞入路隆乳是文献中报道的最有效的方法之一。几乎所有已发表的研究都使用了这种方法，所产生的最佳结果数据也都使用了乳房下皱襞切口。目前的技术进展可让该切口成为极高质量的美容瘢痕，而且乳房下皱襞入路适用于多种乳房类型。本章详细介绍了乳房下皱襞手术的技术要点。

8.2　术前标记

患者采用坐姿进行术前标记（图8.1，视频8.1）。

标记中线和乳房下皱襞以供参考。囊腔的宽度用卡尺标记，卡尺的内侧点和外侧点与所选假体的宽度相对应。将内侧点放置在假定的内侧胸大肌起始位置，然后使用卡尺测量选定假体的基底宽度，对相应的外侧点进行标记。根据选定假体的高度，在乳房上极处用卡尺标记囊腔的高度，新的乳房下皱襞位置作为假体的下缘。最后，标出切口的确切位置。

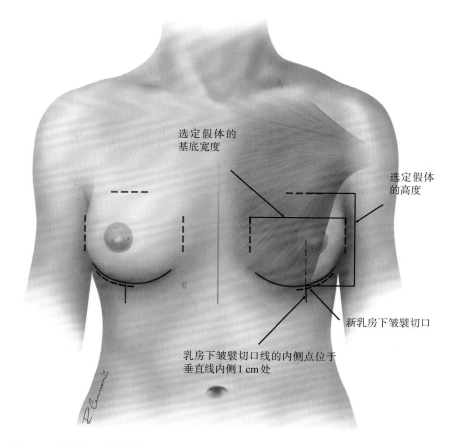

图8.1　术前标记包括新的乳房下皱襞的位置和高度。囊腔剥离的宽度等于所选假体的宽度。其他标记包括中线、乳房下皱襞、所选假体的高度和新乳房下皱襞切口的位置及长度

8.2.1　切口设计

乳房下皱襞入路隆胸术产生所谓的"新"乳房下皱襞。这个切口与原有乳房下皱襞切

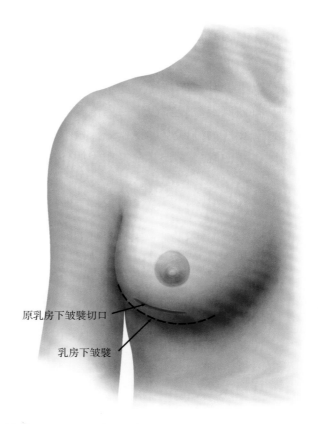

原乳房下皱襞切口

乳房下皱襞

图8.2 将"原"乳房下皱襞切口设计在现有乳房下皱襞上方。瘢痕最终在乳房的下极愈合，并具有更多张力

口比较（图8.2），后者通常位于术前乳房下皱襞上方1 cm处；然而，这个入路从未找到最佳的伤口愈合条件和瘢痕位置。"新"的乳房下皱襞位于术后乳房下皱襞处，可能与术前乳房下皱襞位置相同，也可能低于术前乳房下皱襞位置（图8.3）。

    "新"的乳房下皱襞位置可以通过已知条件来预测。切口设计的关键在于胸部基底宽度（参见第3章）和乳头到乳房下皱襞的最大拉伸长度。先前发展成熟的基于组织的设计，通过胸部宽度、皮肤拉伸和乳头到乳房下皱襞距离的测量进一步完善了这个算法，以确定最佳乳房假体体积[1, 2]。尽管如此，这些明确的关系使得将切口精确放置在乳房下皱襞处变得非常容易重复。如图，在此病例中，患者胸部宽度为12 cm，乳头到乳房下皱襞的拉伸距离测量为7.5 cm。

    基于已知的条件（表8.1），术后乳头到乳房下皱襞的长度为8 cm。使用一把塑料尺，在最大拉伸下测量乳头-乳房下皱襞距离，在该示例中为7.5 cm（图8.4），因此，切口将设计在术前乳房下皱襞下方5 mm处，因此将在术后乳房下皱襞中形成瘢痕（图8.5）。许多外科医生没有意识到这点，设计的切口位置位于乳房下皱襞位置时，是形成一个美观的乳房

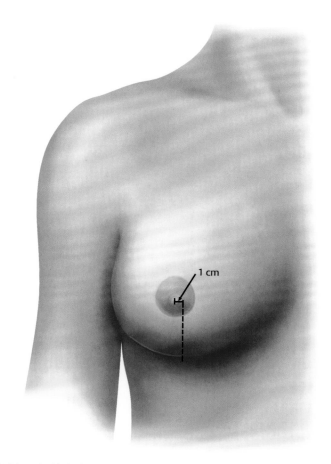

图8.3　新的乳房下皱襞切口设计在术后乳房下皱襞处。切口长度至少4 cm，以便在直视下进行精确的囊腔解剖。切口瘢痕的最内侧点开始于乳头内侧1 cm处，切口长度为4 cm或更长，取决于假体的大小和类型

表 8.1　新乳房下皱襞切口

假体体积	200	250	275	300	325	350	375	400
胸部宽度	10.5	11	11.5	12	12.5	13	13.5	14
根据乳头-乳房下皱襞距离(在最大拉伸下测量) 确定新的乳房下皱襞	7.0	7.5	7.7	8	8.25	8.5	9.0	9.5

必不可少的条件。乳房下皱襞的位置最终决定了乳房的美学。同样被误解的是，如果需要降低乳房下皱襞的位置，那么切口的位置就相当于新乳房下皱襞的位置水平，前提是解剖条件是合理的。换句话说，切口的位置通常由乳房下皱襞的位置决定。

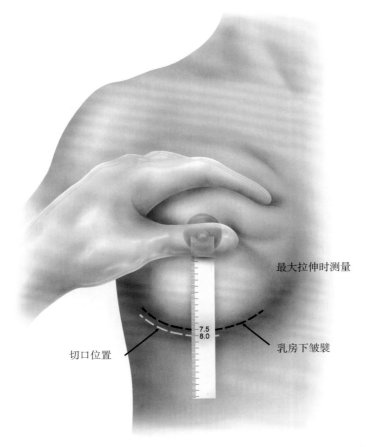

最大拉伸时测量

切口位置

乳房下皱襞

图8.4 乳房美学很大程度上取决于保持适当的乳房宽度与乳头到乳房下皱襞距离的比例。根据已知的关系，如果乳房基底宽度为12 cm，皮肤拉伸2.5 cm（正常组织罩）的最佳填充量为300 mL。设计的新的乳房下皱襞的位置是8 cm。根据拉伸长度测量，新的乳房下皱襞为7.5 cm。因此，切口要设计在目前乳房下皱襞下5 mm，这样才能形成恰当的术后关系

相反，如果乳房下皱襞位置在一次隆胸手术中过高，那么乳房的上极则会显得过于凸起，乳头则向下（图8.6）。反之，如果位置过低，增大的乳房则会出现向下错位。

8.2.2 手术分离

手术分离分为4个主要内容（图8.7，视频8.2）。
分离顺序将在下文中分别进行描述。

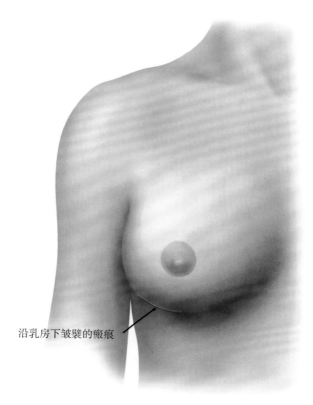

沿乳房下皱襞的瘢痕

图8.5　新的乳房下皱襞切口恰好位于术后乳房下皱襞处

8.3　初步分离

8.3.1　手术器械

建议在此术中使用5种专业手术器械。包括双头乳房拉钩、植入式刮刀、光纤无锯齿排烟拉钩、单极手动切换电刀和光纤头灯（未示出）（图8.8）。

8.3.2　标记

如前所述（图8.3），切口在术后乳房下皱襞的位置精确标记。一般来说，切口的最内侧点设计在乳头垂直线内侧1 cm处，从该点开始以曲线方式设计切口，长度取决于假体的大小。

8.3.3　切口

切口的长度取决于假体的类型和尺寸。随着假体尺寸的增大，切口的尺寸也随之增大，假体的黏性越大，切口也随之增大。对于任何假体类型，切口长度不应小于3.75 cm，因为

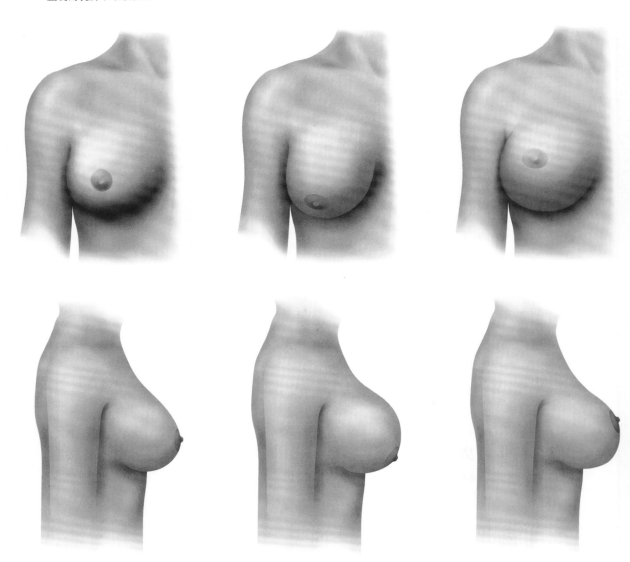

正确的乳房下皱襞位置　　　　　　乳房下皱襞位置过高　　　　　　乳房下皱襞位置过低

图8.6　如果乳房下皱襞位置术中过高（中图），乳房上极会出现过度凸起，乳头向下，如果乳房下皱襞位置太低（右图），术后乳房会出现底部/下部错位

这是在直视下进行精确无创伤性分离的最小长度，这是该手术的主要原则。

这也有助于外科医生避免钝性囊腔剥离，这种陈旧的技术会导致剥离不够精准，以及较高的并发症发生率，包括包膜挛缩和错位，更不用说对患者手术体验的负面影响。

8.3.4　手术细节

对于右利手外科医生来说，应站在患者的右侧，皮肤切口位于真皮中部，用针式电刀

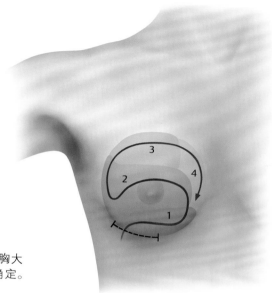

图8.7　模板化和系统性分离分为4个步骤：① 胸大肌下缘起点的剥离。② 外侧剥离和侧袋区域确定。③ 上部囊腔。④ 内侧囊腔/内侧起点剥离

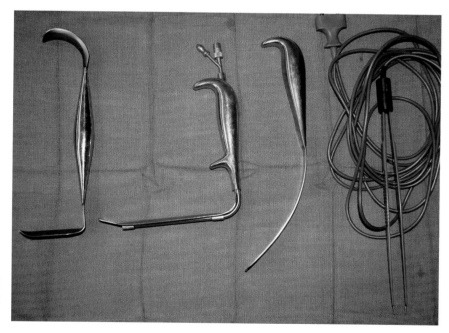

图8.8　进行精确分离需要用到的最少手术器械

对真皮进行初步的切口。接下来，将下极拉钩（图8.9）放置在乳房上，使最初的皮下分离能够立即在乳晕内侧的矢状位上进行。

　　这是开始手术的一个重要方面，可避免乳房下皱襞区域的关闭减弱而导致的术后畸形。

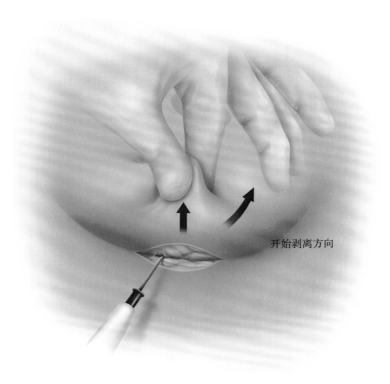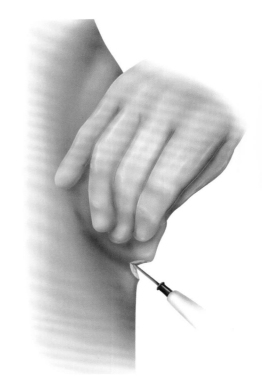

开始剥离方向

图8.9　很容易通过下极手指向上拉开来开始剥离

应避免在下部皮肤边缘放置双钩或在切口下部放置任何其他类型的拉钩。此时的分离平面与乳房下皱襞呈切象，向上定向，并向乳房下皱襞上方1～2 cm的胸大肌下端深面剥离（图8.10）。

8.3.5　注意事项

任何类型的乳房下皱襞分离都将导致乳房下皱襞被动下降，超出设计的位置。如果无意中削弱了乳房下皱襞区域，假体的力量也可能导致该区域过度分离，尤其当错误选择过大的假体时。在皮肤切开分离后立即进行头侧分离是非常重要的。皮肤切口使用1%利多卡因和肾上腺素有助于减少出血，在分离深部组织前，应电凝所有的皮肤出血点，以便在不出血的情况下实现最佳的囊腔可视化。

8.3.6　要点

当用手指拉开后，再放置双头拉钩便于深部皮下解剖。双头拉钩应每1～2秒不断重新定位，用以在分离位置提供最佳张力，这也有助于识别胸大肌。应控制小穿支血管出血以避免组织染上血液。一旦识别出胸大肌，可以再次将拉钩重新定位，随着前方肌肉被牵开，胸大肌将向前掀起（图8.11）。

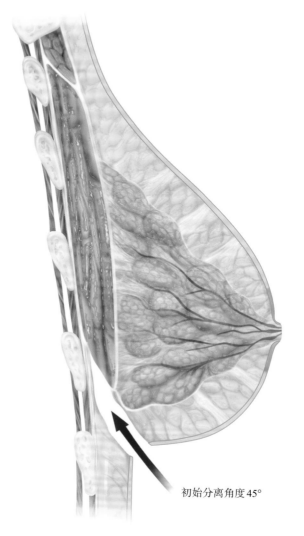

初始分离角度45°

图8.10 真皮层切开后，以45°深入剥离

这提供了视觉上的提示，即这是胸大肌而不是肋间肌或前锯肌，并且可以安全地分开以提供进入下囊腔的通路。多年来一直存在一种误解，当采用双平面囊腔时，应首先在肌肉和腺体组织之间进行解剖，然后进行胸肌下囊腔的解剖。其实这是错误的逻辑，因为在胸肌下囊腔分离之前，我们并不知道腺体组织和肌肉之间需要剥离多大程度。

8.4 第一步：肌肉组织分离，囊腔解剖

第一步是对胸大肌下缘的初步分离（图8.12，视频8.3）。

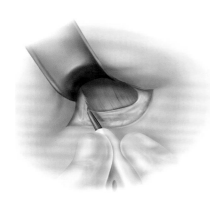

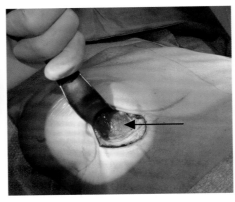

图8.11 以45°进行深层剥离。一旦看到胸大肌，就可以看到这种肌肉结构向前弯曲（见箭头）。这是胸大肌的一个明显标志，而不是肋间肌或前锯肌

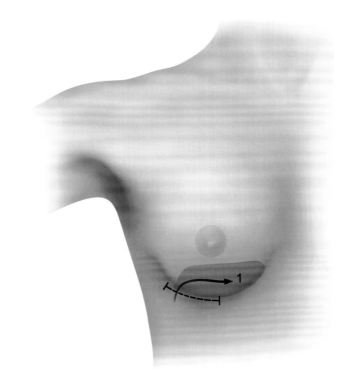

图8.12 第一步是做胸骨下缘止于胸骨旁区域的切口和分割

8.4.1 手术器械

这部分解剖的主要器械包括双头拉钩、头灯和手持式单极电刀。

8.4.2 标记

胸大肌的下缘起点是开始肌肉分离的标志。

8.4.3　步骤细节

解剖分4步进行。一旦确定了胸大肌，肌肉的初始分离（图8.13）可以从实际外侧边缘开始，或者穿过胸大肌下部起源的中间。肌肉的初始分离可以采用标准电切。然而，一旦通过该平面松散的乳晕组织识别出胸膜下袋平面（图8.14），就采用手持式单极电刀，并可用于囊腔解剖的剩余部分。对于标准的双平面Ⅰ型囊腔，双头拉钩沿着胸大肌的下部起源向内侧推进。根据外科医生的个人偏好，胸肌的下部起源划分可以横向开始，也可以从内侧到外侧逆行分开。

大约在下端起始区中间将双头拉钩旋转180°，更换更宽的拉钩以便在内侧囊腔进行观

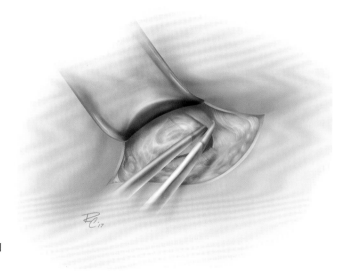

图8.13　采用预控止血将胸大肌起点分为内侧和外侧

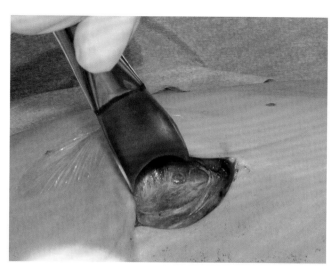

图8.14　胸大肌起点分开后，便可看到乳晕深面的胸肌下间隙

察。任何时候，都需在出血之前识别并烧灼小型穿支血管。肌肉中所有的小肌束起源都有一个伴随起源的小穿支血管，所以任何出血都应该被预先控制（图8.15）。

在到达内侧胸骨旁边缘之前停止肌肉分离（图8.16）。

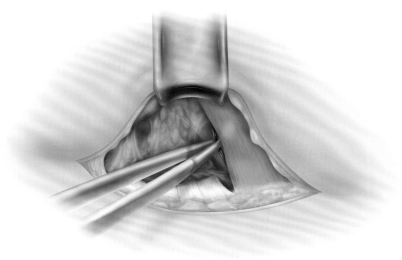

图8.15 预控止血有助于直接观察

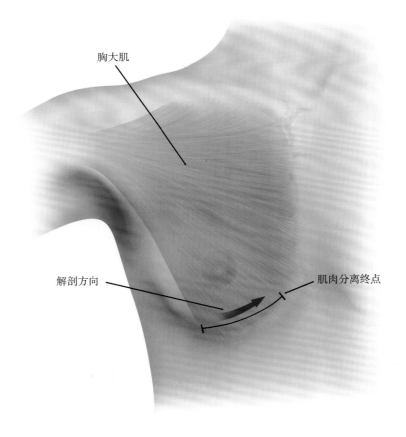

图8.16 从胸大肌下缘起点，乳房下皱襞上方1 cm处开始分离，止于胸骨旁区

8.4.4　风险

对胸大肌的错误识别或胸大肌与肋间肌、前锯肌或胸小肌的混淆会导致囊腔解剖不精准，增加出血或气胸的风险。为避免此类情况，重要的是开始初步分离时，引向内侧乳晕边界。如前所述，胸大肌膨隆有助于确认解剖结构。由于小穿支血管出血导致的手术野污染和无法在直视下进行解剖，这都将使分离的准确性降低，时间延长。许多外科医生常犯的一个错误是将胸大肌的主要起点划分至胸骨旁区域甚至上至内侧边界。这种情况会导致诸多不良后果，应该尽最大努力去避免。

8.4.5　要点

短效肌肉麻痹和全身麻醉药物的使用，使肌肉最小程度收缩和最大程度暴露以利于分离。胸大肌下缘起点的分开是剥离的第一部分，因为打开了囊腔剥离其他部分。预控止血的使用对于分离至关重要。无论多大的穿支血管，都应在分离血管前进行识别和电凝。肌肉中的肌束起点处通常伴随小穿支血管，应使用手动开关单极电凝寻找和烧灼这些血管，这有利于预控止血。胸大肌下缘起点应在乳房下皱襞上方 1 cm 处开始分离。

8.5　第二步：明确解剖，外侧囊袋微调

第二步是外侧剥离，其中包括肌肉解剖结构的识别和外侧囊袋的微调（图8.17，视频8.4）。

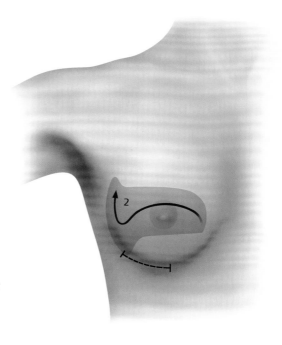

图8.17　第二步是乳房中部的外侧剥离，位于乳头下方，外科医生可确定解剖结构和外侧囊腔

8.5.1 手术器械

双头拉钩、头灯和手持式单极电刀。

8.5.2 标记

乳头水平或以上的胸大肌和胸小肌之间的平面确定。

8.5.3 手术细节

胸大肌下缘肌肉分离后（见第一步），第二步的解剖开始于将胸大肌下平面向头侧延伸到乳房中部水平或略高于乳头。在该水平进行外侧分离，识别深部分离平面的胸小肌和沿侧胸壁分布的锯齿肌（图8.18）。

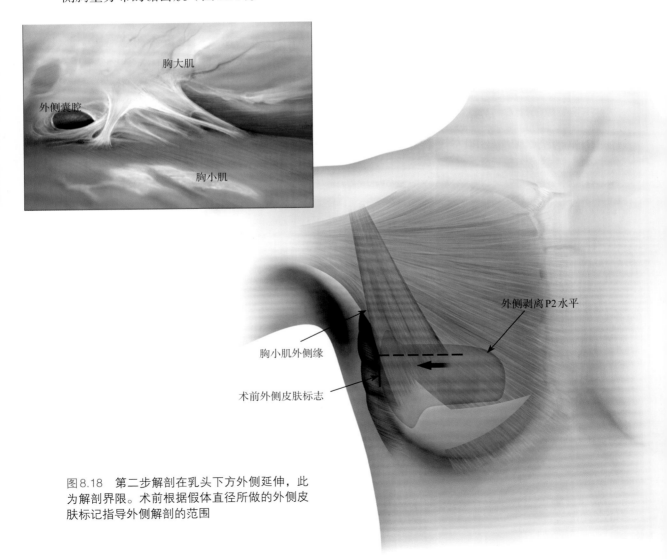

图8.18 第二步解剖在乳头下方外侧延伸，此为解剖界限。术前根据假体直径所做的外侧皮肤标记指导外侧解剖的范围

　　在乳头处或乳头上方进行解剖是非常重要的，这可以尽量减少胸小肌、胸大肌和前锯肌的混淆。一旦识别出胸小肌，继续往下分离，将胸大肌的所有剩余外侧部分分开，并确定深部的前锯肌。最后，外侧囊腔是为该步骤的最后一部分（图8.19）。

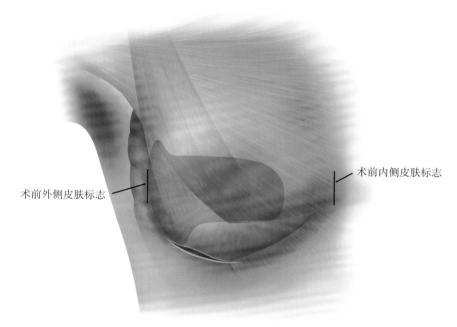

　　图8.19　术前将所选假体的已知基底直径放在内侧和外侧乳房上，以指导囊腔解剖

　　外侧分离要求囊腔宽度应与所选假体（圆形或解剖假体）的基底宽度相匹配。术前使用外侧皮肤标记有助于指导外科医生确定外侧囊腔分离程度。外科医生也可以使用胸小肌的外侧边界作为与皮肤相对应的标记。如果两标记之间存在差异，我们将倾向于使用胸小肌作为主要指导标记。最后直视下轻松完成外侧囊腔调整。

8.5.4　注意事项

　　进行外侧剥离时，如果囊腔位置过低，可能会使分离更加困难。外科医生应确保解剖的第二步是在乳头下进行的，以避免胸大肌、胸小肌和前锯肌混淆。尽管解剖时非常细致，但仍有可能意外地掀起胸小肌的一部分。一旦意识到这一点，就可以调整至正确的解剖平面。然而，理想的措施是采用适当的技术进行主动预防。

8.5.5　要点

　　无损伤解剖使解剖结构的识别简单易行。胸大肌和胸小肌/胸壁之间有许多微小血管，应加以识别和控制。这是预控止血的本质。

8.6   第三步：创建上部囊腔

第三步为创建上部囊腔（图8.20，视频8.5）。

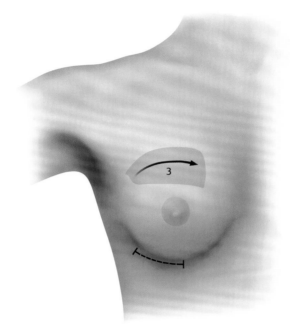

图8.20   第三步为上部囊腔分离

8.6.1   手术器械

双头拉钩、光纤无锯齿排烟拉钩、头灯和单极手动切换电刀。

8.6.2   手术细节

外侧囊腔制备后（见第二步），在胸小肌的上方进行解剖。接下来将长拉钩换成双头拉钩。

8.6.3   注意事项

使用光纤无锯齿排烟拉钩对上部囊腔进行解剖。如果前照灯光好，则不需要在拉钩上安装光纤灯。当切换器械时，应先放置下一个手术器械，再取出上一个手术器械，以免对胸壁肋骨造成创伤，导致出血和术后疼痛（图8.21）。

8.6.4   要点

根据术前标记，按设计完成胸小肌的解剖（图8.22）。

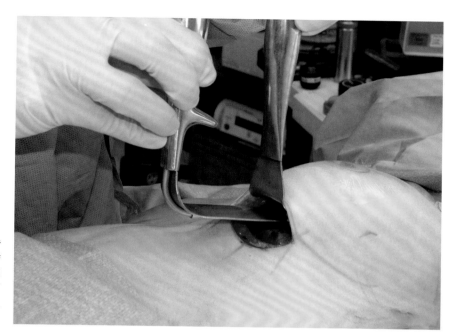

图 8.21　更换手术器械的最佳方法是保持第一个手术器械在囊腔中，放置所需的第二个手术器械，再取出第一个手术器械

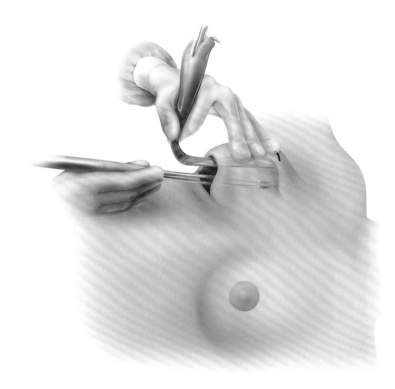

图 8.22　使用较长的拉钩来确定上部囊腔位置

一般来说，对于圆形或高度较高的解剖型假体，上部囊腔的剥离可能略高于假体的高度。相反，对于高度较低的解剖型假体，上部囊腔解剖应限于所选假体的高度，因为控制旋转的正是这些假体的解剖高度。对囊腔进行全面解剖的方法已经过时，且没有证据支持，即便是光滑的圆形假体也是如此。

8.7 第四步：内侧囊腔解剖

第四步是内侧囊腔解剖和胸肌起点附属结构分离，不包括胸大肌起点的分离（图8.23，视频8.6）。

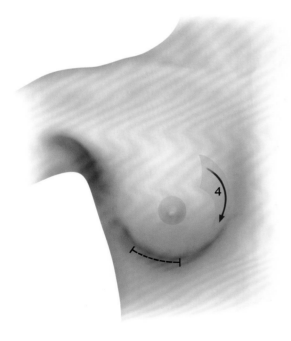

图8.23 第四步分离的内容为检查内侧胸大肌起点并分离其所有必要的附属结构

8.7.1 手术器械

光纤拉钩、头灯和单极手动切换电刀。

8.7.2 标记

胸大肌内侧边界。

8.7.3 手术细节

囊腔解剖的最后一个内容是内侧囊腔，胸大肌的附属结构分离（图8.24）。

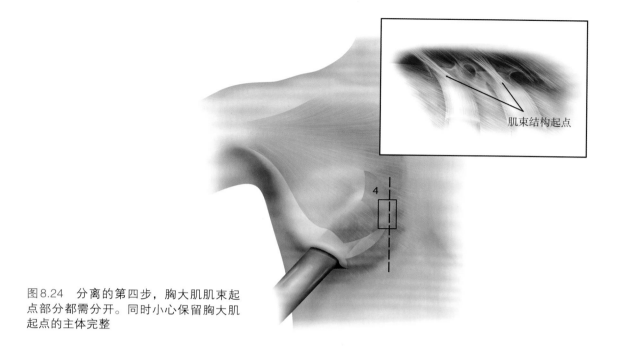

肌束结构起点

图8.24　分离的第四步，胸大肌肌束起点部分都需分开。同时小心保留胸大肌起点的主体完整

在这些区域中识别较粗的穿支血管，必须对其进行烧灼。白色腱性的起点附属物分开也同样重要。然而，胸大肌的主体应保持完整，以最大限度地提高内侧假体的软组织覆盖率（图8.25）。

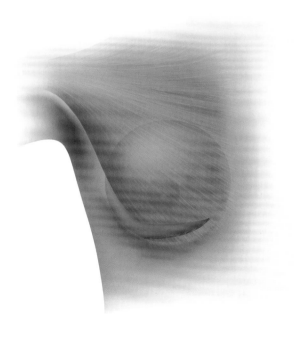

图8.25　双平面解剖

8.7.4 注意事项

小心可能遇到的较粗的穿支血管，特别是在第2肋和第3肋间隙。如果发现血管，应对其进行烧灼。然而，如果解剖后尚未处于直视下，则没有必要在肋间隙中识别这些穿支血管（见第三步）。避免胸大肌劈开也很重要，因为这会导致不可纠正的畸形，例如假体的可触及性、波纹、牵引波动和结节的机会增加。

8.7.5 关键点

内侧囊腔的最后剥离是有帮助的，因为前面步骤的软组织剥离让内侧囊腔的暴露更好。经过这个分离顺序，能通过下皱襞切口较容易辨认及准确分离内侧囊腔。胸大肌白色小的腱性附着物也能准确分离，同时保留胸大肌主体完整并保证最大程度覆盖。

8.8 双平面调整和囊腔准备

在第四步剥离囊腔后，如有必要，则调整双平面范围（视频8.7）。

8.8.1 手术器械

双头拉钩、头灯和单极电刀。

8.8.2 标记

不需要。

8.8.3 手术细节

乳房下极的手指剥离可以帮助确定双平面定位以优化假体-软组织界面。将示指放入囊腔中，尖端恰好位于胸肌的分离边缘。施加前牵引力将下极扩张到预期水平。需要评估所有对这种扩张的限制（胸肌或下极组织；图8.26）。用非主导手评估覆盖乳房的组织扩张的充分性，并应注意由于扩张不足导致乳房实质的任何过度滑动。

在腺体下垂、皮肤松弛和腺体与肌肉之间的活动性增大、乳房下极缩窄等情况下，Ⅱ或Ⅲ型双平面向肌肉方向调整，以便将更多的假体直接放置在乳房下极组织并有助于囊腔扩张（图8.27）。双平面Ⅰ、Ⅱ和Ⅲ型是基于该技术的初始报道[3]。双平面Ⅰ型是胸大肌起点分离（没有分离下缘起点则称为"传统的胸大肌囊腔"）。双平面Ⅱ型为胸大肌下缘达乳晕下缘处。双平面Ⅲ型为胸大肌下缘达乳晕上缘处。实际上，这些状态更多用于分类，但双平面解剖可以在双平面Ⅰ型和双平面Ⅲ型之间具有无限变化的状态。

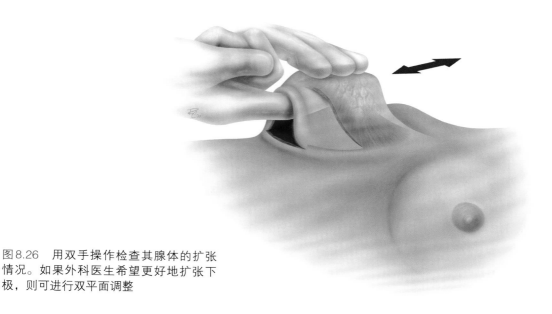

图8.26 用双手操作检查其腺体的扩张情况。如果外科医生希望更好地扩张下极，则可进行双平面调整

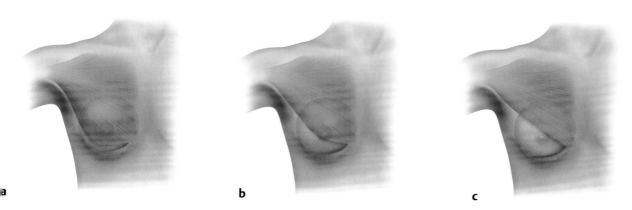

a   b   c

图8.27 a～c. 双平面的经典描述包括3种类型，它们基于分开的肌肉下缘与腺体的关系。实际上，双平面Ⅰ型和Ⅲ型之间存在不确定的关系

通过对腺体组织向前牵引和触诊，外科医生可以确定是否需要进一步的双平面操作。双平面Ⅱ型或Ⅲ型的囊腔平面是通过分离胸大肌和乳腺实质之间的连接来实现的（图8.28）。

调整这些结构会导致胸大肌边缘的移动/旋转/收缩，同时保持对假体的内侧和上部覆盖。这种肌肉的移动使假体更多位于乳房的下极，使乳房的下极具有更多的腺体平面，同时在中间和上方提供了肌肉覆盖（参见第7章）。

一旦确定了囊腔平面，就通过盐水灌洗以及聚维酮碘三联灌洗来进行囊腔准备。

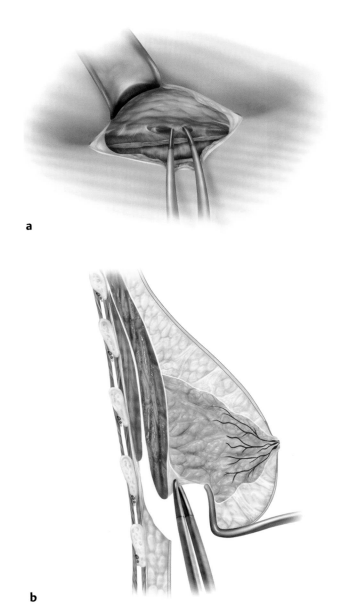

图8.28　a、b.双平面分离是在胸大肌前侧与乳腺实质之间

8.8.4　注意事项

在双平面囊腔中，只能精确预测双平面的关系。特定双平面调整只能在术中评估，以避免过度释放和减少长期的肌肉覆盖。释放是渐进的，少量的分离导致显著的头侧肌肉旋转。在少量释放后，应重新进行双手触诊以评估其效果。应避免过度分离。少量分离会导致肌肉大幅收缩/旋转。在任何一个案例中，分离都不应导致肌肉边缘位于乳晕上边缘以上。

8.8.5　要点

应在囊腔解剖完成后进行双平面调整。外科医生通常认为胸大肌和乳腺实质之间的解剖应在胸大肌剥离前更易进行。然而，这种方法不太准确，也影响了解剖初期胸大肌与乳腺实质相连的优势。

8.9　对侧乳房

右利手外科医生应首先进行右囊腔解剖，然后将患者朝向己侧，在手术台的同一侧进行左囊腔解剖（视频8.8）。这更符合人体工程学，也有助于与整个手术团队的操作保持一致。

8.10　囊腔准备及假体植入

囊腔应按照14条策略的原则准备[4]。最重要的是，该区域采用乳房囊腔冲洗液进行灌洗。已有研究表明，聚维酮碘联合抗生素或非聚维酮碘灌洗液灌洗3次能获得低于1/10的包膜挛缩率[5-7]。

最大限度地减少与手术器械相关感染的14条策略内容如下：处理和植入假体时应戴上新手套。将假体无损伤地放入囊腔中（所有假体，尤其是硅凝胶或形状稳定的硅凝胶假体）。植入时创伤是假体外壳损伤的主要潜在因素之一，因此，无损伤植入是非常重要的。植入假体后，将软组织重新复位（图8.29），并检查假体是否有折叠或软组织受压。

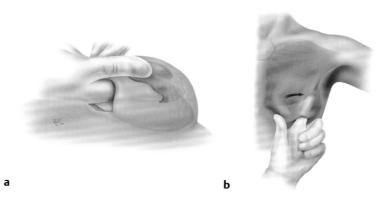

a　　　　　　　　　　　**b**

图8.29　a、b. 手指浸入三联抗生素溶液后，将皮肤舒展覆盖在假体上

有时可能需要的是进行外侧囊腔的小部分扩大，可以使用双头拉钩、植入式剥离铲和手持式单极电刀来完成（图8.30）。这有利于将囊腔逐渐加宽到所需水平。应检查并确认假体水平的下边界，使其位于所需乳房下皱襞的位置水平。

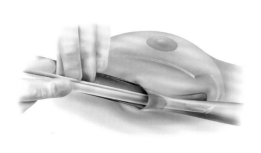 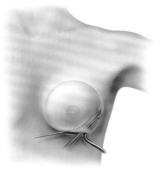

a   **b**

图8.30　a、b. 如果发现囊腔限制乳房假体外侧流动而导致乳房扁平，则可通过双头拉钩以及植入式剥离铲进行外侧分离以轻松纠正

8.11　关闭伤口

在某些高风险的患者中，使用乳房下皱襞固定缝合线[8]。

乳房下皱襞固定线有利于以下情况的患者：

- 未生育过/组织罩比较紧。
- 下极乳房缩窄。
- 基部宽度不超过11 cm或更小，组织罩比较紧［皮肤拉伸（SS）<2 cm］。
- 乳房下皱襞降低的患者。

这些类型对于下极假体异常具有更高的风险。因此，在这些患者中，乳房下皱襞固定缝合线包括从切口上方和下方的浅筋膜到胸壁上的乳房下皱襞位置的三点缝合线，可能有利于加强该区域（图8.31）。总共缝合1～3针。重要的是要意识到这种类型的缝合线不是解剖学的，并且本身可能导致畸形。因此，只有在需要使用时才能谨慎使用。

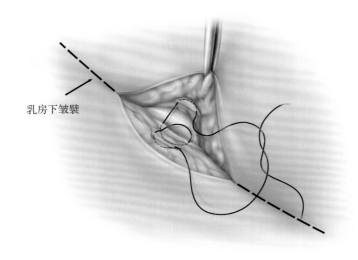

乳房下皱襞

图8.31　乳腺下固定缝线加强了乳房下皱襞。是在乳房下皱襞深筋膜与上面的浅筋膜之间的非解剖性三点重建

标准的乳房下皱襞关闭缝合包括3层（图8.32），用连续或间断的可吸收缝线（如PDS）缝合浅筋膜，然后用真皮下4-0 PDS或3-0单股缝线和连续的4-0单股皮下缝线缝合。

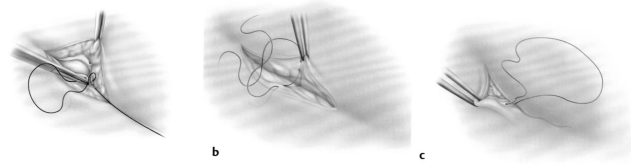

a   **b**   **c**

图8.32   a. 浅筋膜用可吸收缝线缝合。b. 用可吸收缝线缝合真皮。c. 最后是皮下缝合

伤口护理：切口覆盖无菌的创可贴凝胶条，提供皮肤湿润和防水屏障（图8.33）。

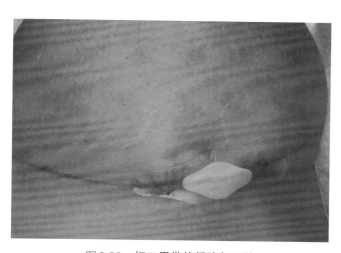

图8.33   切口用带状凝胶条覆盖

术后管理详见第14章，视频8.9提供的是一例完整的乳房下皱襞隆胸手术示例。

参·考·文·献

[1] Hedén P, Jernbeck J, Hober M. Breast augmentation with anatomical cohesive gel implants: the world's largest current experience. Clin Plast Surg. 2001; 28(3): 531–552.

[2] Tebbetts JB, Adams WP. Five critical decisions in breast augmentation using five measurements in 5 minutes: the high five decision support process. Plast Reconstr Surg. 2005; 116(7): 2005–2016.

[3] Tebbetts JB. Dual plane breast augmentation: optimizing implant-soft-tissue relationships in a wide range of breast types. Plast Reconstr Surg. 2001; 107(5): 1255–1272.

[4] Deva AK, Adams WP, Jr, Vickery K. The role of bacterial biofilms in device-associated infection. Plast Reconstr Surg. 2013; 132(5): 1319–1328.

[5] Adams WP, Jr, Rios JL, Smith SJ. Enhancing patient outcomes in aesthetic and reconstructive breast surgery using triple antibiotic breast irrigation: six-year prospective clinical study. Plast Reconstr Surg. 2006; 117(1): 30–36.

[6] Blount AL, Martin MD, Lineberry KD, et al. Capsular contracture rate in a low-risk population after primary augmentation mammaplasty. Aesthet Surg J. 2013; 33(4): 516–521.

[7] Giordano S, Peltoniemi H, Lilius P, et al. Povidone-iodine combined with antibiotic topical irrigation to reduce capsular contracture in cosmetic breast augmentation: a comparative study. Aesthet Surg J. 2013; 33(5): 675–680.

[8] Campbell CF, Small KH, Adams WP, Jr. The inframammary fold (IMF) fixation suture: proactive control of the IMF in primary breast augmentation. Aesthet Surg J. 2016; 36(5): 619–623.

第 9 章

经腋窝入路乳房假体植入术

Louis L. Strock

摘要

- 本章详细讲述了使用内镜经腋窝入路的隆乳术。介绍了一些具体的剥离乳房假体囊腔的技巧并提供了所需手术器械。本方法适用于任何组织类型及乳房假体类型，且可获得手术成功和持续良好的效果。

关键词

- 隆乳术，腋窝，经腋窝入路，经腋窝入路内镜，腋窝内镜

要点

- 切口设计：在腋窝顶点的中心，控制在腋毛生长范围内。
- 初步分离：从皮下浅层切开至胸大肌外侧缘。
- 肌肉分离第一步：首先为分离胸大肌做准备，剥离植入光纤的隧道。
- 肌肉分离第二步：在胸大肌下剥离达到内外侧的标记位置。利用内镜提供的视野可以准确分离到乳房下皱襞位置或其下方位置。
- 术后处理：需着重注意乳房下皱襞的固定，避免乳房假体回缩至植入假体用的隧道中。

9.1 切口设计

经腋窝入路的乳房假体植入术现有多种不同切口的设计方法，作者本人更倾向于使用以下3种切口。第一种是在腋窝顶部按腋窝皱襞方向做2.5 ～ 3 cm切口，作者仅用这种切口

进行盐水乳房假体植入。这种切口多位于腋毛生长区域（图9.1）。因切口长度过短，本切口并不适用于硅胶假体植入。

第二种切口的设计方法是做一个长达5 cm的切口，该切口适用于盐水假体和硅胶假体植入。与第一种方法一样，尽可能地将切口设计在腋毛分布范围内。作者倾向于使用这种较长的切口进行硅胶假体植入，长切口可以避免在植入过程中损伤假体。但这种切口较长，无法完全隐藏在腋窝皱襞中，因此在腋窝的后半部切口应向上方偏斜来减少术后早期切口过于明显的问题（图9.2）。

第三种方法是做一个"S"形切口。这种切口作者仅用于植入高凝聚性水滴形假体或者腋毛区域过窄的患者（图9.3）。在作者看来，这种切口在3种方法中最为明显，因此仅在个别病例中使用。

9.2 初步解剖

9.2.1 手术器械

这一步骤中推荐的器械包括长柄针形电刀（Colorado针头），双头拉钩，Freeman四头拉钩，直整形剪（钝头），一个1英寸宽、带有排烟功能的无锯齿光纤拉钩（图9.4）。

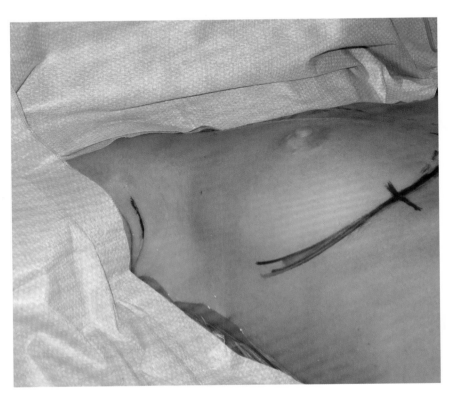

图9.1 在腋窝顶部按皱襞方向做一个2.5～3 cm切口，适用于盐水乳房假体植入手术

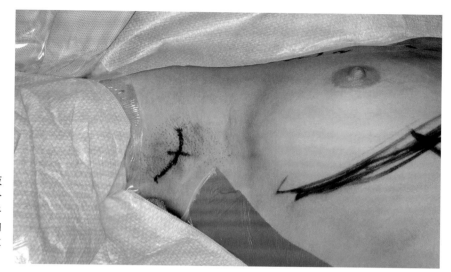

图9.2 在腋窝顶部腋毛分布范围内做一个5 cm长的切口，用于硅胶假体植入。这种切口也可用于直视下盐水假体植入

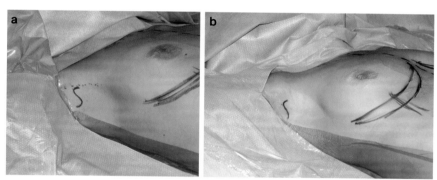

图9.3 a、b. 不同的切口设计

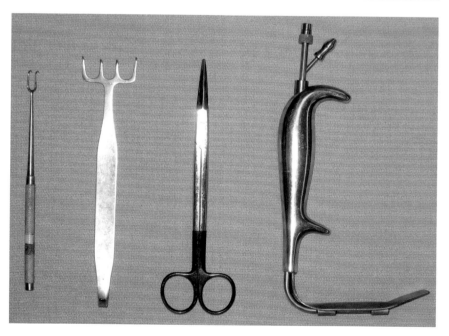

图9.4 用于初步解剖

9.2.2 术区标记

在腋窝顶部沿皱襞方向设计一个小切口。作者倾向于术前进行切口设计，设计切口时患者取坐位。另外所做的各种切口都应设计在明显的腋窝皱襞中。切口标记用于保证手术切口位于腋毛分布范围内，并在患者全麻后切开皮肤前再次确认切口标记无误。长切口的设计也应在术前患者取坐位时完成。首先标记腋窝前壁肌肉（胸大肌）后缘及腋窝后壁肌肉（背阔肌）前缘作为参考线，然后用一个圆点标记腋窝顶部（图9.5a）。从腋窝顶点向前方画线至胸大肌后缘。如果使用了"S"形切口，则上述切口再向下弯曲，注意切口维持在胸大肌后缘后方。然后再从腋窝顶点标记处向后方画线，但需注意切口线应向上方成角来避免当患者双手叉腰时切口的暴露。做"S"形切口时，"S"形的中间部分应位于明显的腋窝褶皱处，然后向上延伸平齐腋毛分布的区域。这一过程应在术前等候区仔细确认（图9.5b，视频9.1）。

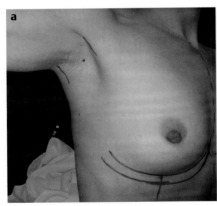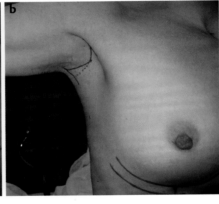

图9.5 a. 腋窝顶部的切口设计。b. 从顶点标记处向前后画线

9.2.3 详细步骤

手术刀从切口切开至真皮深层，然后以针形电刀切开至皮下组织层。从皮下层向前解剖至胸大肌外侧缘。

对于短切口的方法，最初同样用电刀切开至皮下组织层，以双头皮肤拉钩暴露视野，随后用钝头直整形剪分离至胸大肌外侧缘（图9.6）。术者左手（非惯用手）拇指及示指撑开固定胸大肌外侧缘表面皮肤，剪刀置于胸大肌下间隙，与胸廓前壁平行，表浅地进行解剖分离，避免剪刀刺入胸腔。

对于长切口及"S"形切口方法，在切开前应垂直于切口线做数条短平行线作为切口缝合时的对齐点，保证切口缝合顺利。切开皮肤后，以Freeman四头皮肤拉钩拉起皮肤，暴露皮下组织。确保解剖层次无误后，继续向胸大肌外侧缘解剖。到达胸大肌外侧缘后以一个1

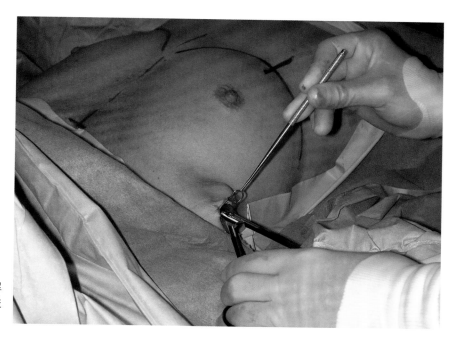

图9.6 初期的向前解剖是在皮下组织层进行的

英寸宽的光纤拉钩代替四头皮肤拉钩，并向内置入，向前拉起胸大肌。如此操作可以保证电刀在直视下进入胸大肌下间隙并为置入光源提供便利（图9.7，视频9.2）。

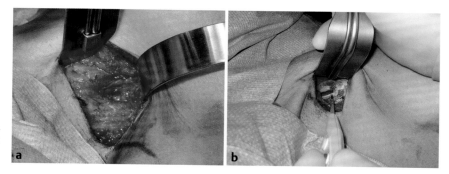

图9.7 在直视下进入胸大肌下间隙（a），并用光纤拉钩辅助（b）

9.2.4 注意事项

初步解剖的操作难点在于从切口正下方的皮下层解剖至胸大肌外侧缘。这样可以避免损伤肋间臂神经以及腋窝淋巴结周围的软组织。在软组织层的解剖会形成较薄的皮瓣，因此注意操作中避免用电刀损伤。这一阶段的仔细解剖可以减少出血并保证后续步骤的顺利进行。

9.2.5 要点

用这种方法进行手术时在切口的选择上存在着一定的取舍。对于盐水假体，在腋窝顶部沿腋窝皱襞方向长2.5～3 cm的短切口是一种不错的选择。这种切口造成的瘢痕最小，但会影响直视下进行皮下层末端的解剖及胸大肌下间隙的解剖。随着经验累积，如果在解剖腔镜隧道时可以避免出血，那么更窄的腔镜隧道可以减少切口并发症的发生。经验证明，这种方法完全可行，并且作者本人也在常规地使用这种切口进行盐水假体植入。

　　而长切口可以使包括剥离胸大肌下间隙在内的完整初步解剖过程获得良好的视野，减少术野出血。Freeman四头皮肤拉钩及1英寸宽的光纤拉钩可以持续提供直视视野，并避免损伤表面皮瓣。这些操作有利于术后获得良好的切口形态。一开始空虚的盐水假体可通过短切口完成植入，植入后再进行填充，但短切口不适用于硅胶假体的植入。作者仅在进行硅胶假体植入时使用长切口，延长的切口对于植入硅胶假体这种已经预先填充的假体是非常必要的。

9.3　肌肉解剖：第一步

9.3.1　手术器械

10 mm直径、30°角内镜，内镜拉钩，带有排烟吸孔的电切手柄，带有脚踏板控制的双极电凝，氙灯光源，除雾溶液（图9.8）。

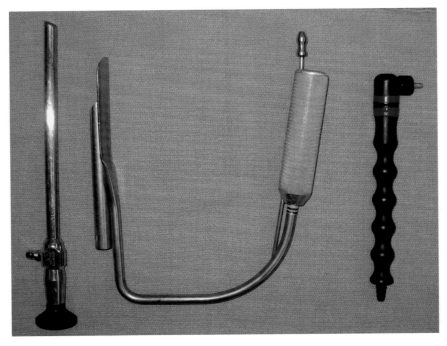

图9.8　肌肉解剖：第一步所需要的内镜器械

9.3.2 术区标记

初步的肌肉下解剖是在网状层中进行，该区域深面可以看见肋骨，前方是需要解剖的区域，内侧、上方及外侧是肌肉组织（图9.9）。

9.3.3 详细步骤

肌肉解剖的第一步是为了后续的主要肌肉解剖创造视野。解剖区域是在胸大肌深面、胸小肌浅面的网状层中进行的，随后解剖至下方及远端时在胸大肌和肋骨间进行。在胸大肌下用内镜系统充分暴露视野，仅使用电切解剖网状层可以避免出血并维持视野清晰。一开始从切口至乳房下皱襞方向紧贴胸大肌深面进行广泛剥离，直至可以清晰地看到肋骨（图9.10）。所见的肋骨对于维持内镜方向及后续完整分离胸大肌来说是一个重要的解剖标志。

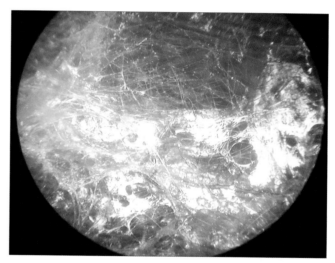

图9.9 置入内镜后可以看见胸大肌、胸小肌间的网状层，沿此平面进行腔镜入路的解剖

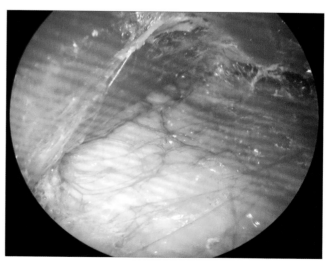

图9.10 内镜下的肋骨可以作为视野方向的参照物

解剖胸大肌深层时要始终保持足够的剥离宽度，在乳房下皱襞水平要保证正中线附近的胸大肌内侧附着点及前锯肌上的胸大肌外侧附着点间被充分剥开。在这一阶段没有对胸肌进行任何切开的操作。重点在于准确地分离胸大肌并为后续的操作创造一个宽敞的视野。可以根据皮肤的标记来估计这一阶段早期的剥离范围，直至可以明确观察到深部的解剖结构（图9.11，视频9.3）。在广泛剥离胸大肌时，充分止血也是保证视野的一个重要步骤。

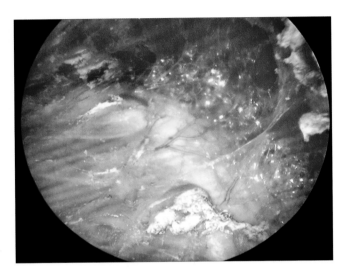

图9.11　内镜下胸大肌下广泛剥离的囊腔

9.3.4　注意事项

这部分操作对于后续分离胸大肌及维持视野至关重要。这一阶段的解剖在于正确地进入胸大肌及胸小肌间的网状组织层，且不要陷入胸小肌中。另一个要点是在网状组织层中紧贴胸大肌深面仔细解剖，直至可以看见肋骨，如此可以避免误入胸腔。尽管作者没有误入胸腔的经验，但误入胸腔要比想象中的更容易发生，尤其是在一些胸壁或者肋骨畸形的患者中。按照上述方法进行这两步的操作可以避免切开肌肉这种错误，直到分离肌肉至乳房下皱襞水平且可以完整地看到胸大肌为止，是没有任何切开肌肉的操作的。

9.3.5　要点

解剖囊腔的开始阶段应该只使用电刀进行分离。尽管这一过程可以进行钝性分离，而且似乎更便捷，但经验告诉我们，这样只会加重出血而且影响视野，最终延长手术时间并可能影响患者恢复。作者的大量经验证明使用电刀解剖更有优势并注意在完整分离胸大肌前要充分剥离肌间囊腔。如此操作可以保证视野清晰，方便后续肌肉的分离以及促进患者恢复。此外，这种方法可以明显地简化胸大肌分离。

9.4　肌肉解剖：第二步

9.4.1　手术器械

10 mm直径、30°角内镜，内镜拉钩，带有排烟吸孔的电切手柄，带有脚踏板控制的双极电凝，氙灯光源，除雾溶液，Agris-Dingman解剖器（图9.12）。

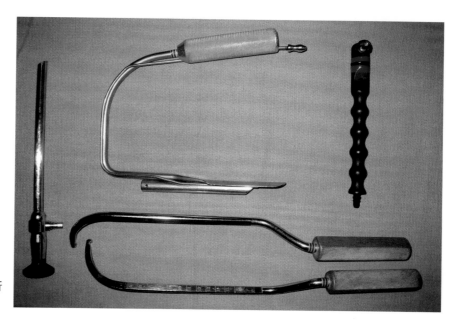

图9.12　分离胸大肌所需要的手术器械

9.4.2　术区标记

在乳房内侧，乳房下皱襞与胸肌内侧交点处做标记。所画的标记与开始分离胸大肌的内部解剖结构相关。然后，在这个起始标记点从内侧到外侧进行胸大肌的分离。分离胸大肌内侧缘时要注意避免破坏胸大肌和胸骨的连接。另外需要知道，解剖胸大肌内侧时很少会超过乳头平面以上（图9.13）。

9.4.3　详细步骤

以术前在乳房下皱襞内侧所做的标记为参考，从内侧开始分离胸大肌。分离的起始点要通过内部的解剖及体表标记综合确认。图9.14展示了在分离肌肉前通过体表标记辅助，在内镜辅助下右乳内侧的起始点。在设计的乳房下皱襞的高度从左向右进行剥离。

从内向外使用电刀分离肌肉，整个过程中要通过结合内部解剖及外部参照点的方式持续检查内镜的方向。也可使用透光法来确认组织分离的高度是否在乳房下皱襞进行。预先凝固血管和及时止血对于分离肌肉时的视野维持具有重要作用。然后，向外侧分离到胸大

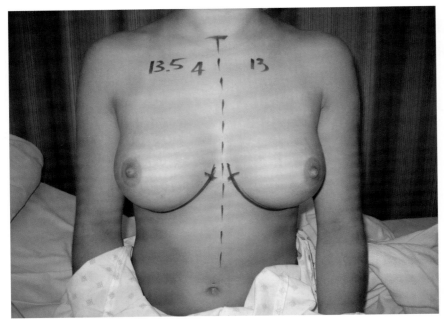

图9.13 体表的标记与内部的解剖结构相关。确认内侧乳房下皱襞的最高点

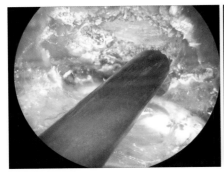
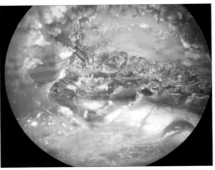

图9.14 在确认需要切开的平面后从内向外分离胸大肌

肌的边缘。谨循术前设计进行分离可以较容易地将剥离深度控制在胸大肌深面到胸肌前筋膜以内。然后移除内镜，使用Dingman-Agris解剖器先从内侧、再从外侧来检查皮下组织剥离的程度及假体植入囊腔的大小。如需对囊腔进行调整，则可以使用Dingman-Agris解剖器钝性分离或者在内镜的辅助下用电刀锐性分离。如果进行钝性分离，那么在分离完成后一定要再用内镜彻底止血。

9.4.4　注意事项

肌肉解剖：第一步的重点是在胸大肌下剥离出一个囊腔来为后续操作提供良好的视野。如果这一阶段胸大肌暴露不良则可能导致分离过度或者发生意想不到的问题。成功地分离胸大肌需要依靠内镜下稳定的视野。这项基本技能非常重要，并且随着经验的增加可以逐渐习惯操作方式。彻底剥离胸大肌前需根据乳房下皱襞的高度反复确认剥离位置。无论对于需要维持下皱襞位置或者降低下皱襞位置的患者来说，注意这一步操作都可以帮助获得满意的下皱襞位置。在剥离囊腔时另一个需要注意的方面是组织的剥离深度和程度，要注意是否需要全层切开胸大肌或是剥离至胸肌前筋膜或更深的腹壁浅筋膜深层（由于腔镜下的切除是从深到浅进行的）。穿过上述筋膜的剥离应按照不同的患者认真设计，避免剥离过度，造成局部组织薄弱（视频9.4）。

9.4.5　要点

在写本书时，作者已经如此操作20年了。20年间使用电刀锐性分离及维持视野的技术也在逐渐提高。从切开皮肤到分离皮下组织到胸大肌外侧缘，到进入胸肌间隙，再到使用电刀剥离胸大肌下囊腔，上述每一个步骤的内镜下视野的操作都得到了明显简化。这也是成功进行内镜隆乳的关键之处。早期使用钝性剥离更容易导致出血，进而在分离肌肉时引起视野不清或难以维持视野。如果进行了钝性剥离，那么在胸大肌完整剥离后应该再次置入内镜检查是否有出血。

9.5　准备假体植入的囊腔及假体植入

9.5.1　手术器械

两个1英寸的小号Deaver拉钩。

9.5.2　手术标记

确认植入假体所需要的组织隧道大小。对于盐水假体，隧道较窄，大小为3～4 cm。植入硅胶假体需要更宽的隧道，隧道在皮肤切口的上面平行于锁骨，然后向下转入外侧。

9.5.3　详细步骤

部分外科医生倾向于使用抗生素溶液来冲洗假体囊腔。除此之外，作者还使用0.5%的肾上腺素布比卡因溶液冲洗囊腔。如果是通过小切口植入假体，那么只使用一个Deaver拉钩伸进切口朝向乳头-乳晕复合体向前牵拉。植入前充分排出盐水假体中的空气，用抗生素溶液冲洗假体，沿着拉钩深面卷曲起假体进行植入（图9.15）。当假体远端到达乳房下皱襞标记位置时展平假体。然后用封闭的填充系统填充乳房假体。在触碰假体前应提前更换手套，并保证仅有主刀医生本人触碰假体。

如果采取长切口，那么盐水假体的植入方法同前所述。对于硅胶假体的植入则需要同时使用两个Deaver拉钩，一个在上方、平行于锁骨，另一个沿着所解剖出的外侧壁。两个拉钩互相垂直牵拉，沿着乳房假体中线卷曲假体进行植入操作。常规使用一个插入套管来

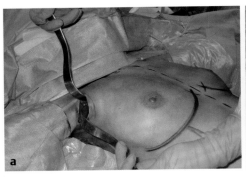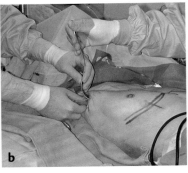

图9.15　a. 通过一个小切口，将盐水假体卷曲着植入囊腔。注意盐水假体和硅胶假体所需的软组织隧道 b. 有大小区别

减少硅胶假体和皮肤、皮下组织的接触。患者分别取45°和80°的坐位，确认假体植入方向无误以及乳房假体被正确的软组织层次覆盖。任何需要调整乳房下皱襞轮廓的操作都可以使用Dingman-Agris解剖器械完成。但是调整时应注意操作轻柔，粗暴地使用这种钝性分离器械可能导致囊腔变形，增加出血和再次手术的风险。确认两侧乳房对称后，移除所有管道，准备关闭切口。作者常规不留置任何引流（视频9.5）。

植入水滴形高凝聚性假体的技巧在于将假体按正确的方向植入囊腔中。植入假体后，用光纤拉钩确认假体的方向。对于不同的假体和植入方向有不同的操作技巧。初步植入后按竖直方向推动，使假体完好地进入囊腔。患者改取45°和80°坐位，再次确认假体方向和位置。先确认假体的高度，再确认假体的方向。根据术者的需要，可以放置一个小的引流管。

9.5.4　操作难点和见解

这一阶段的重点和之前的步骤一样，尽可能避免使用钝性分离，或将钝性分离的需要最小化。这点对患者的预后至关重要。但也应和假体囊腔的过度分离相权衡，尤其是在乳房下皱襞的区域。过度剥离是无法通过腋窝切口进行修复的。

对于水滴形高凝聚性假体来说，要意识到这种假体更难植入，而且不像光面圆形假体那样，可以在术后进行位置的调整。对新手来讲，应尽量避免经腋窝进行水滴形假体植入。另外应注意的是，不同厂家的高凝聚性硅胶假体的厚度存在一定差别，有些假体使用这种方法植入很容易破裂。

9.6　切口关闭

作者喜欢用3-0 PDS线（Ethicon, Somerville, NJ）进行真皮深层的间断埋线缝合，表面用6-0羊肠线缝合。切口表面贴放胶条。乳房下皱襞以两层泡沫胶带加强固定，无菌纱布适当加压包扎（视频9.6）。这种包扎方法可以固定假体位置，并且维持腋窝切口区域及皮下隧道区域的压力。包扎保留1～2天，拆除后可穿戴胸罩，配合弹力绷带来维持假体的位置。腋窝入路和乳房下皱襞入路的区别在于乳房上极应加压包扎，防止早期假体向皮下隧道内移动。加压包扎对于防止假体向上位移非常重要。不仅是术中的操作，术后的处理对于每个患者来讲也不容忽视。

9.7 结果

图9.16和图9.17展示了2例患者术前和术后1年的照片。图9.16中的患者是视频9.1～9.6接受手术的患者。这例患者的乳房下皱襞进行了下移并使用高突度光面硅胶假体，因此设计了成角的切口。图9.17中患者的腋窝顶点的皱襞较长，因此使用了直线切口。分离肌肉时注意保护乳房下皱襞的高度和形状。这例患者使用了突度中等偏高的光面硅胶假体。

其他手术技巧和方法的最新修正可参考最近的文献。

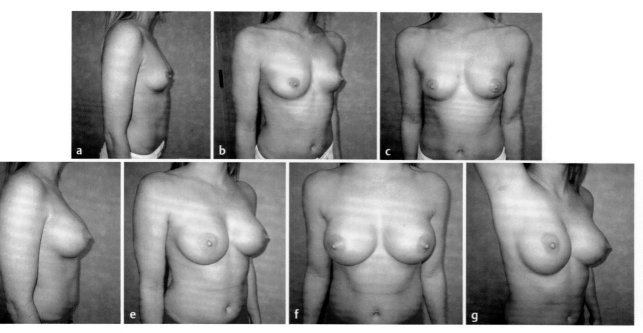

图9.16　a～c. 术前照片。d～f. 术后1年。g. 术后切口照片。内镜下经腋窝入路硅胶假体植入的步骤请参考视频9.1～9.6

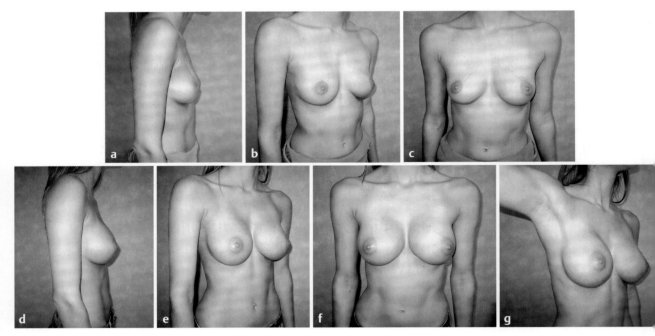

图9.17　a～c. 术前照片。d～f. 术后1年照片。g. 术后切口照片

推·荐·阅·读 --

[1] Strock LL. Transaxillary breast augmentation-Live Surgery Video, 49th Annual Baker Gordon Symposium on Cosmetic Surgery. Plast Reconst Surg 2016; 137(1).

[2] Strock LL. Technical nuance in transaxillary breast augmentation with textured implants-Lecture Video, 49th Annual Baker Gordon Symposium on Cosmetic Surgery. Plast Reconst Surg 2016; 137(1).

[3] Strock LL. Surgical approaches to breast augmentation: the transaxillary approach. Clin Plast Surg. 2015; 42(4): 585−593.

第 10 章
环乳晕上提固定隆乳术

Ruth Graf, Maria Cecilia Closs Ono, and Priscilla Balbinot

摘要

- 环乳晕上提固定隆乳术能纠正轻度乳房下垂而不产生外扩瘢痕。治疗乳房下垂时，通过切除乳晕周围的皮肤，在上提至高位的乳晕周围产生瘢痕。它在缩小乳晕直径的同时改善乳房和乳晕的对称性。本方法主要是针对轻度乳房下垂，告诉患者可增加下极突度而不产生外扩瘢痕。环形荷包缝合利于控制瘢痕并使乳晕更美观。

关键词

- 乳房固定术，乳房，隆乳

要点

- 使轻度乳房下垂病例瘢痕最小化的一个重要选择是环乳晕上提固定术。
- 可提升乳头乳晕复合体和乳丘。
- 乳房固定术或缩乳术如果不同时隆乳会导致突度及预期体积不足。

10.1 引言

　　一期隆乳/乳房固定术矫正不同程度的乳房下垂具有挑战性，它通过硅胶假体增加乳房体积，并切除多余的皮肤，同时重新定位乳头-乳晕复合体，获得一个饱满的上极。

　　为了尽量减少瘢痕，环乳晕技术和垂直技术在乳房固定术纠正轻度乳房下垂时应运而生。Bartels等首先报道了环乳晕技术[1]。1980年，Gruber和Jones报道了"甜甜圈"乳房固定术的适应证和相关并发症[2]，得到Benelli[3]和Góes[4]的推广。

为确保假体的最佳覆盖，隆乳术需根据每例患者的特点和组织状况选择手术入路。切口位置一定不是根据医生和患者的喜好而定，而是要保证充足组织覆盖以最小化近期和远期风险。治疗轻至中度乳房下垂，隆乳时环乳晕切口可以在乳丘上以略低于乳晕为中心。然而，这个操作由于不能达到显著的提升效果仅限于中度（或以下的）病例。

环乳晕隆乳术的目的如下[5, 6]：

- 更少创伤，适用于轻度乳房下垂。

- 提升乳头-乳晕复合体。

- 将下垂乳房变为锥形乳房。

- 提升乳丘。

- 增大体积/改善乳房体积。

- 改善乳房对称性。

- 瘢痕小/有限皮肤切除。

- 保持乳房下极完整性和全部软组织的厚度。

- 患者宣教和建议时告知这是一种可全面保护下极而不产生垂直瘢痕的手术方式。

乳房固定术和隆乳的目标相互冲突，一个要减容，而一个要填充，引起并放大隆乳和乳房固定术额外的风险[7-9]，包括以下内容：

- 增加假体感染并发外露或易位的风险。

- 增加乳头或皮瓣坏死的风险。

- 乳头对乳房和假体的关系不确定，可能瘢痕更糟或乳头感觉减退。

- 在一定程度上，环乳晕乳房固定术治疗乳房下垂后复发和乳晕瘢痕扩大，可转为垂直或倒T术进行处理。

环乳晕乳房固定术主要适用于皮肤厚度和弹性好的年轻患者。不适合单独做乳房固定术或缩乳术的患者，她们最好选择乳房固定隆乳术，因为它是盘状的且皮肤很松弛[10-12]。Cooper韧带完整的紧致的乳房预期疗效较好。

10.2 技术

患者取直立位做皮肤标记。精确测量必须以乳房下皱襞、乳头-乳晕复合体和胸骨上切迹作为主要的标志。标记出胸部中线和乳房下皱襞。

首先从胸骨上切迹到剑突垂直标记中线，接着旁开胸骨上切迹5 cm从锁骨到乳头-乳晕复合体再直接往下到乳晕。设置乳头高度非常重要。这个位置是由多种因素决定的。胸骨上切迹到乳头的距离一般在17 ~ 19 cm的范围内，受身高、乳房和体型的影响。

估计皮肤的余量，然后围绕乳头-乳晕复合体标记环乳晕的形状（站立位椭圆形）。下缘应距离乳房下皱襞 4.5 ～ 5.5 cm。内侧缘应距离中线约 9 cm（图 10.1）。标记全部乳房组织的底盘以界定囊腔分离界限。

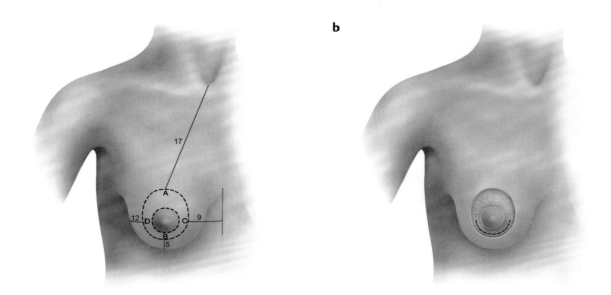

图 10.1 a. 环乳晕标记皮肤。胸骨切迹到乳头的距离应该在 17 ～ 19 cm，并受身高、乳房和体型的影响。估计多余皮肤的数量，然后在乳头-乳晕复合体周围标记环乳晕形状（站立位置为椭圆形）。下缘距乳房下皱襞 4.5 ～ 5.5 cm。内侧缘距中线约 9 cm。b. 去表皮后，通过真皮的切口在下方

女性乳房的理想大小和形状天生是有主观性的，与个人偏好和文化背景都有关系。

10.3 手术过程

患者在手术台上取仰卧位，采用全身麻醉或硬膜外麻醉（局麻也可以），做好术前准备后铺单。用肾上腺素稀释的生理盐水（1 ∶ 10 万）浸润标记切口的真皮下（乳晕上方除外），然后标记乳头-乳晕复合体 4 个基本点（图 10.2）。

首先用 42 mm 乳晕切割器在乳晕上做标记。做一个圆形切口后，在预先标记的环状区域去表皮（图 10.3）。然后在皮肤和乳晕之间的下半部分切开乳房组织直到胸壁，平行于乳腺导管操作以避免切断它。

达到胸壁后打开胸大肌筋膜，在底盘标记范围内潜行分离出假体囊腔（图 10.4）。使用尺子检查潜行分离区域并选择假体体积。手术医生决定是否使用不同大小的假体以抵消乳房的自然体积差异。但是，需要注意的是，眼睛感知到的是体积的百分比差异，所以即使

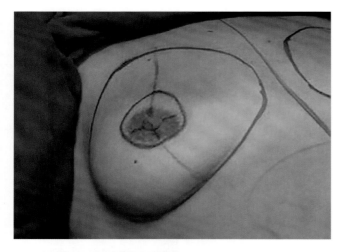

图 10.2　对乳头-乳晕复合体4个基点进行标记

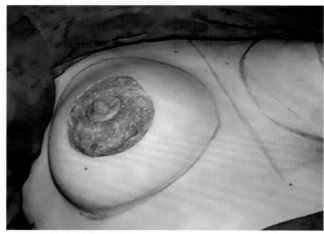

图 10.3　首先用42 mm乳晕切割器在乳晕上做标记。做一个圆形切口后，在预先标记的"甜甜圈"区域去表皮

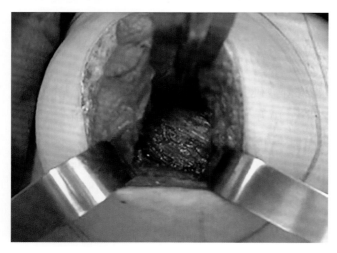

图 10.4　达到胸壁后打开胸大肌筋膜，在底盘标记范围内潜行分离出假体囊腔

两个乳房增加的体积相同，术后感知的不对称也会减少。即使要使用较大的假体也应该非常保守，因为换到较大的这边会更容易被患者感知到。从后面检查患者也很重要。

假体选好后，进行严格的止血。抗生素溶液（生理盐水、庆大霉素、头孢唑啉）灌洗囊腔以及盒子里的假体。接触假体前手术医生更换手套并用抗生素溶液清洗。

缝线分2或3个平面缝合乳房组织。在乳头-乳晕复合体周围做圆形荷包缝合以均匀分布乳晕周围皮肤和减少乳头-乳晕复合体张力。在乳晕周围皮肤和乳晕上标记8个基点（图10.5）。3-0无色尼龙线做连续皮内缝合。穿过外圈皮肤深层的真皮和乳晕深层组织时，缝线穿过乳晕标记点间的少量组织，而在乳晕外圈皮肤咬住大量组织。拉紧缝线缩小环乳晕周长达到乳头-乳晕复合体所需的直径（约4.5 cm）。皮内可吸收缝线（4-0 Monocryl）关闭环乳晕切口（图10.6）。

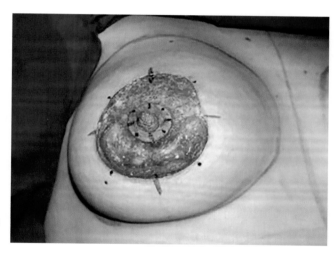

图10.5　假体置入囊腔后，在乳晕周围皮肤和乳晕上标出8个基点

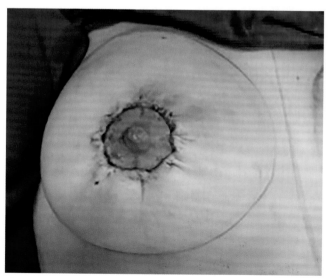

图10.6　最终外形。在乳头-乳晕复合体周围进行圆形荷包缝合，使乳晕周围皮肤均匀分布，减少对乳头-乳晕复合体的张力

术后即刻乳头-乳晕复合体周围有明显褶皱，通常3个月后会消失。术前一定要向患者解释清楚（视频10.1）。

在二次乳房成形术中，所有的皮肤标记都和初次乳房成形术一样，目的是消除多余的皮肤和乳房下垂。

术中环乳晕去表皮后，潜行分离到假体包膜前方，往上直至假体包膜的顶端，切开假体包膜取出假体，并将包膜前壁切除。包膜后壁保留并切开其中央部分。在包膜后壁后方保留部分胸大肌纤维附着，越过包膜挛缩的限制，延伸到术前乳房的底盘范围潜行分离出新的假体囊腔。彻底止血、抗生素溶液灌注后将假体植入囊腔。囊腔不完全闭合以避免使假体变平而损失凸度。它和乳腺组织缝合到一起使假体获得覆盖并避免在腺体下移位。乳房缝合同初次手术一样（视频10.2）。包膜挛缩病例在肌肉下进行再次手术，形成一个新的筋膜下囊腔改变假体位置。

10.4 讨论

环乳晕乳房固定术可以改善松弛皮肤罩的乳房、假性腺体下垂、一度或轻二度乳房下垂[6, 13]。环乳晕切口没有垂直方向的切口，利于隐藏瘢痕[14]。在预防其他方法中常见的乳晕扩大和瘢痕扩大的措施中，关键是圆形荷包缝合。

为了避免瘢痕过大，环乳晕技术是一度和二度乳房下垂的首选。因为假体会提升乳房，消减冗余的皮肤。没有乳房假体，很难做好乳房固定术。如果皮肤松弛过多，甚至是在没有达到理想效果的修复病例，也有必要做垂直或倒T切口。

没有做隆乳的乳房固定术或缩乳术往往突度及预期体积不足，无法随着时间的推移保持其形状。在乳房固定隆乳术时，应用假体能以最小的风险达到可预测的、安全的效果。选择合适的患者才能达到较好的远期效果[15-18]。

隆乳/乳房固定术中乳头位置不应放得太高，因为会看起来不自然而且很难修复，尤其是如果假体下移时。被切除的皮肤形状通常不是完美的同心圆形，而更像椭圆形且偏心，以便上提乳头而不过度缩小乳房宽度。

重要的是切开之前在乳晕做标记的定位基点。这样术后可以保持合适的大小和乳晕适度舒展。

用圆形不可吸收针像Denis Hammond术那样缝合（无色尼龙线，因为巴西没有Gore-Tex线）。8个基点引导乳晕外展，缝线在外圈标记的基点间穿过较多量的组织而在乳晕缘标记基点间咬合少量组织。缝线有助于保持长期效果和防止乳晕扩大。圆形荷包缝合起始和结束于乳晕侧面的下部，使得形成的凹痕在同一位置。当患者主诉感觉到缝线时，1年后可在门诊局麻下取出。

　　在大多数情况下，选择圆形高突假体，因为这些患者上极组织缺乏而下极组织过多，圆形假体改善乳房轮廓和上极突度。首选高突假体，因为它们增加突度可改善环形缝合导致的乳房扁平。

　　避免在肌肉下放置，因为这些患者主要是皮肤松弛，乳房组织可能从假体表面发生滑动，从而导致胸部出现瀑布状外观[19]。

　　脂肪填充可以用来补偿乳房轮廓，特别是在再次手术病例及消瘦的患者，避免了在肌肉下放置及其相关问题。初次病例首选筋膜下囊腔，二次手术则选包膜下（部分肌肉内）囊腔（图 10.7 和图 10.8 ）。

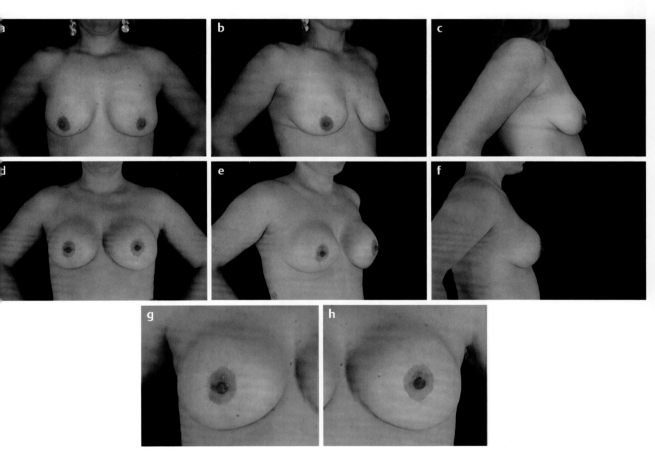

图 10.7　a ～ c. 术前外观，49 岁患者乳房肥大且下垂（上排左、中、右）。d ～ f. 环乳晕乳房固定术后 5 年。筋膜下植入毛面圆形 215 mL 假体。g、h. 近观瘢痕情况

10.5　结论

对于医患双方来说，周密的计划和仔细操作才能保证乳房固定术的安全。患者术前应

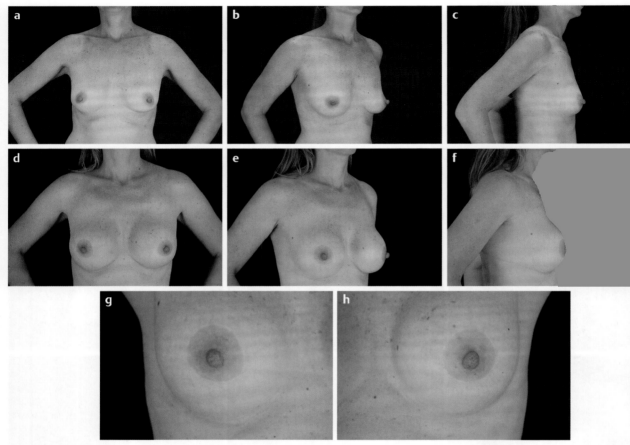

图10.8 a～c. 42岁女性患者乳房肥大及下垂（上排左、中及右）。 d～f. 环乳晕乳房上提隆乳术后半年，筋膜下植入毛面高突圆形假体 270 mL。g、h. 近观瘢痕情况

充分了解乳房不对称可能得到改善但很少被完全纠正。

遵循这些原则，乳房固定术、隆乳都能安全可靠地获得成功。

参·考·文·献

[1] Bartels RJ, Strickland DM, Douglas WM. A new mastopexy operation for mild or moderate breast ptosis. Plast Reconstr Surg. 1976: 687–691.

[2] Gruber RP, Jones HW, Jr. The "donut" mastopexy: indications and complications. Plast Reconstr Surg. 1980; 65(1): 34–38.

[3] Benelli L. A new periareolar mammaplasty: the "round block" technique. Aesthetic Plast Surg. 1990; 14(2): 93–100.

[4] Góes JC. Periareolar mammaplasty: double skin technique with application of polyglactine or mixed mesh. Plast Reconstr Surg. 1996; 97(5): 959–968.

[5] Persoff MM. Vertical mastopexy with expansion augmentation. Aesthetic Plast Surg. 2003; 27(1): 13–19.

[6]　Davison SP, Spear SL. Simultaneous breast augmentation with periareolar mastopexy. Semin Plast Surg. 2004; 18(3): 189–201.

[7]　Andrews JM, Yshizuki MM, Martins DM, et al. An areolar approach to reduction mammaplasty. Br J Plast Surg. 1975; 28(3): 166–170.

[8]　Karnes J, Morrison W, Salisbury M, et al. Simultaneous breast augmentation and lift. Aesthetic Plast Surg. 2000; 24(2): 148–154.

[9]　Owsley JQ, Jr. Simultaneous mastopexy and augmentation for correction of the small, ptotic breast. Ann Plast Surg. 1979; 2(3): 195–200.

[10]　Spear SL, Davison SP. Advances in breast reduction and mastopexy. Semin Plast Surg. 2004; 18(3): 177.

[11]　Wilkinson TS, Aiache AE, Toledo LS. Circumareolar Techniques for Breast Surgery. Springer; 1995.

[12]　Góes JCS. Periareolar mastopexy: double skin technique with mesh support. Aesthet Surg J. 2003; 23(2): 129–135.

[13]　Graf R, Reis de Araujo LR, Rippel R, et al. Reduction mammaplasty and mastopexy using the vertical scar and thoracic wall flap technique. Aesthetic Plast Surg. 2003; 27(1): 6–12.

[14]　Holländer E. Die operation der mammahypertrophie und der hängebrust. DMW-Deutsche Medizinische Wochenschrift 1924; 50(41): 1400–1402.

[15]　Adams WP, Jr, Spear SL. Augmentation mammaplasty. Plast Reconstr Surg. 2006; 118(7) Suppl: 5S–6S.

[16]　Hidalgo DA, Spector JA. Breast augmentation. Plast Reconstr Surg. 2014; 133(4): 567e–583e.

[17]　Maxwell GP, Gabriel A. The evolution of breast implants. Clin Plast Surg. 2009; 36(1): 1–13, v.

[18]　Melmed EP. The greatest myths in breast augmentation. Plast Reconstr Surg. 2002: 826–827.

[19]　Brown T. Subfascial breast augmentation: is there any advantage over the submammary plane? Aesthetic Plast Surg. 2012; 36(3): 566–569.

第 11 章
经乳晕下缘锯齿形切口假体隆乳术

Ruth Graf, Priscilla Balbinot, and Daniele Tanuri Pace

摘要

- 经乳晕下缘锯齿形切口假体隆乳术是一种很好的隆乳方法，采用此种手术可以直接到达乳房腺体层，术后乳头-乳晕复合体内瘢痕不明显。同时经此切口可以很容易地切除乳腺肿物，分离假体放置囊腔。选择锯齿形切口将手术瘢痕落于乳晕外缘不规则处，术后瘢痕更不明显。此种入路减少了乳腺组织的损伤，为各种不同大小、不同形状的乳房假体提供合适的通道。

关键词

- 乳房，隆乳术，乳头-乳晕复合体，假体，瘢痕，筋膜下层

要点

- 隆乳术是全球最常见的手术之一。
- 假体的型号、植入位置以及切口选择等多方面因素将会影响手术最终效果。
- 乳晕边缘入路是一种常见的手术切口选择，并且被外科医生广泛接受，但由此造成的手术瘢痕常常是患者对手术效果不满意的常见原因。
- 改良的锯齿形切口位于乳头-乳晕复合体边缘，术后瘢痕难以察觉，符合正常乳晕形态，可以获得满意的美学结果，是假体隆乳术的一种绝佳选择。

11.1　引言

假体隆乳术常见的手术入路选择包括乳房下皱襞、乳晕缘和腋窝。术前应根据患者自身的解剖学特点，植入假体的型号、大小，患者的偏好和外科医生的技术特点等多方面与患者共同决定手术入路[1]。

由于环乳晕和经乳晕下缘切口隆乳技术的发展[2-4]，人们开始逐渐讨论假体隆乳手术的最佳入路[5-7]。当然，所有的手术入路都有自身的优点和缺点。

经环乳晕（乳晕下缘）切口假体隆乳术的目标主要包括以下几项：

- 减少创伤。
- 直接进入假体植入囊腔。
- 不明显的手术瘢痕 / 皮肤切除量有限。
- 非直线形切口（隐藏切口）。
- 保留乳房下极整体软组织厚度和完整性。
- 较为安全地覆盖假体。
- 切口方便延长，适合更大的假体植入。
- 便于切除乳腺肿块。
- 适合要求切口瘢痕隐蔽、乳头感觉影响甚微的患者。

改良后的锯齿切口环乳晕假体隆乳术于乳头-乳晕复合体边缘留下难以察觉的不规则手术切口，符合正常乳晕形态，可以取得满意的美学结果，是假体隆乳术的一种绝佳方案[8-10]。

11.2　手术技术

站立位标记手术切口，必须全面考虑乳房下皱襞、乳头-乳晕复合体、胸骨上切迹和乳房基底宽度等关键标志，进行精确测量。

标记胸骨中线和乳房下皱襞。首先从胸骨上切迹向剑突做直线，然后于距离乳晕下缘 4～5 cm 处标记乳房下皱襞的位置。标记乳房腺体范围，作为剥离假体植入囊腔的指导，并于胸骨正中线两侧预留 1～1.5 cm 距离，避免乳房贯通的发生。

沿乳头-乳晕复合体的下半缘设计手术切口，呈锯齿形，切口均落于乳晕内，不涉及周围皮肤。为使得术后瘢痕不明显，锯齿形切口的长度必须要短（单个锯齿的臂长约为 0.5 cm）。锯齿形切口的起始点位于乳晕的 3 点和 9 点方向，且起始点均应指向乳头，以避免术中对切口周围皮肤的损伤（图 11.1）。

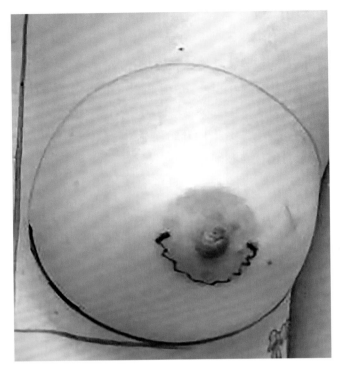

图11.1 经乳晕下锯齿形切口假体隆乳术的切口标记示意图。于乳头-乳晕复合体的下半缘标记手术切口，呈锯齿形

11.3 手术过程

患者取仰卧位，全身或硬膜外麻醉（局麻也可）满意后，常规消毒铺巾。于术前标记切口（乳晕上方除外），予含稀释肾上腺素（1：10万）的盐水溶液皮下浸润麻醉，然后美蓝标记切口的3个点位，以便于缝合时准确对位（图11.2）。常规使用乳头贴。

沿术前标记切开，使用11号尖刀精确切开皮肤、皮下组织。于乳晕和皮肤之间、平行

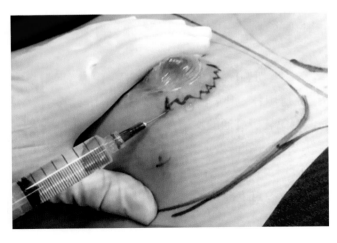

图11.2 沿术前标记切口线，用含稀释肾上腺素（1：10万）的盐水溶液皮下浸润麻醉，避免皮肤切开时出血

于乳腺导管分离，避免损伤乳腺导管，分离至胸壁第4肋间的胸肌筋膜处（图11.3）。

分离至胸壁后，切开胸大肌筋膜，于筋膜下根据术前标记范围分离假体放置囊腔（图11.4）。在乳房的上内侧劈开胸大肌后，于肌肉后分离，以使假体的上方有肌肉覆盖。置入假体容积测量器，确定所需假体大小。

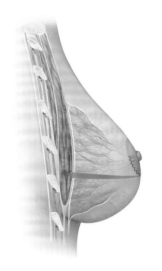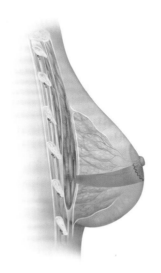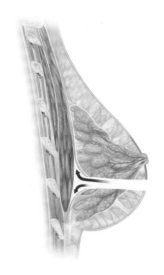

图11.3　于乳晕和皮肤之间分离，然后平行于乳腺导管劈开乳腺组织，避免损伤乳腺导管。分离至约平胸壁第4肋间的胸肌筋膜处

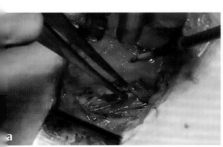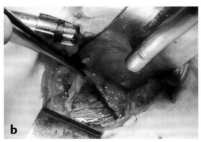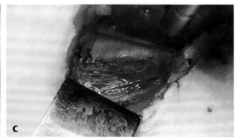

图11.4　胸大肌筋膜下分离。a. 打开胸大肌筋膜。b. 根据术前标记范围分离假体植入囊腔。c. 分离胸大肌纤维

严格止血。使用抗生素溶液（生理盐水、庆大霉素、头孢唑啉）反复冲洗分离的腔穴，植入前浸泡假体。更换手套，使用上述抗生素溶液清洗手套后再行接触假体。如有条件，可采用假体传送袋（Keller Funnel）辅助植入假体（图11.5）。

使用4-0可吸收单丝缝线缝合腺体组织，第1层缝合胸大肌筋膜和深层的乳腺组织；第2层对合乳腺组织；第3层缝合皮下组织（图11.6和图11.7）。用6-0尼龙线水平间断缝合皮肤，对齐所有的锯齿形切口（图11.8和图11.9，视频11.1）。

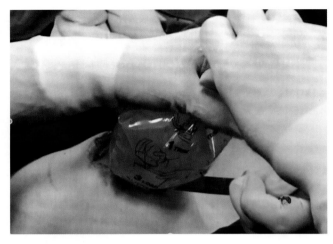

图 11.5 使用假体传送袋（Keller Funnel）放置假体

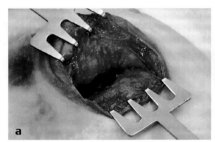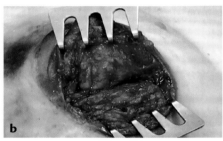

图 11.6 a. 放置乳房假体后。b. 使用4-0可吸收单丝缝线，间断对合乳腺组织。筋膜未缝合

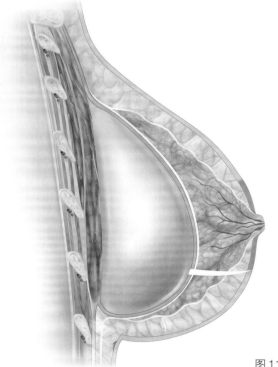

图 11.7 假体植入后的囊腔，大部分被胸大肌筋膜覆盖

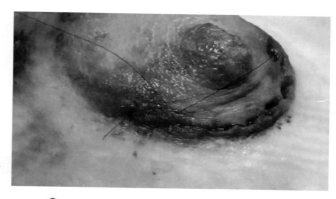

图11.8 采用6-0单丝水平间断缝合锯齿形切口，使每个锯齿尽量对齐

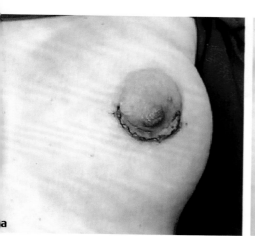

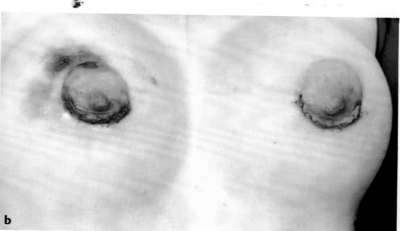

图11.9 a.最终缝合完毕后。b.双侧假体植入后

11.4 讨论

假体隆乳术术式多，对整形外科医生而言，如何选择合适的术式仍然是一个挑战。对于同一例患者，有可能适用多种术式。具体手术方式的选择取决于多种因素，比如患者的解剖特点、其自身偏好和外科医生的技术擅长等。

在并发症方面，几乎没有客观证据可以支持一种手术切口明显优于另外一种。

选择合适形状的乳房假体也很重要，在经乳晕下缘锯齿形切口假体隆乳术中，圆形和解剖型假体均可被使用。

我们通常优先选择胸大肌筋膜下植入假体，因为此种情况下假体表面有充分的软组织覆盖，并且假体植入的囊腔也非常精确。同时，肌肉组织具有丰富的血供，可以有效抵抗细菌感染。这个层次很好地保留了乳房内韧带结构以及乳腺导管的完整性。

乳晕下缘锯齿形切口假体隆乳术也可以有效处理筒状乳房畸形，很容易松解环形缩窄的乳腺组织。该切口方便切开和松解乳腺组织，充分扩张乳房。

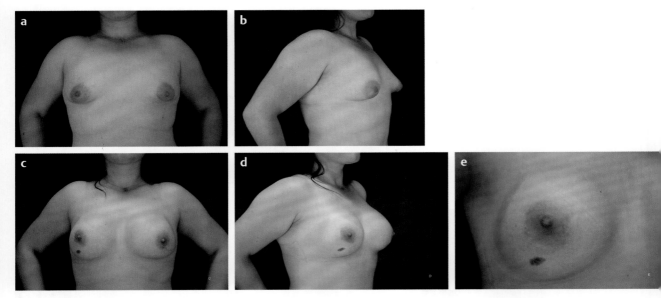

图 11.10　26岁女性患者，筒状乳房畸形。a、b. 术前照片。c ～ e. 术后照片。经乳晕下缘锯齿形切口假体隆乳术后30个月，术后切口瘢痕不明显

该技术有利于任何乳房象限内结节的切除。由于此切口位于乳房的中间位置，也使得分离假体囊腔更加简单。

锯齿状的切口相较于直线形切口更加符合乳晕的自然形态，并且从长期随访的结果来看，直线形瘢痕颜色变白，明显异于周围乳晕组织。同时，锯齿形切口相当于多个Z改形，更有利于外科医生放置乳房假体。

最终的切口瘢痕不规则地隐藏于乳晕外缘，瘢痕的颜色和周围乳晕组织几乎没有区别（图11.10）。

11.5　结论

经乳晕下缘锯齿形切口假体隆乳术是一种较好的隆乳技术，整体手术过程较为安全，术后并发症发生率较低，患者术后满意度非常高。术后切口隐藏于乳晕外围的不规则处，美学效果满意，无论从生理上还是心理上均可使患者获益。

参·考·文·献

[1] Tebbetts JB, Adams WP. Five critical decisions in breast augmentation using five measurements in 5 minutes: the high five decision support process. Plast Reconstr Surg. 2006; 118(7), Suppl: 35S–45S.

[2] Spear SL, Bulan EJ, Venturi ML. Breast augmentation. Plast Reconstr Surg. 2004; 114(5): 73E–81E.

[3] Jones FR, Tauras AP. A periareolar incision for augmentation mammaplasty. Plast Reconstr Surg. 1973; 51(6): 641–644.

[4] McKinney P, Shedbalker AR. Augmentation mammaplasty using a non-inflatable prosthesis through a circum-areolar incision. Br J Plast Surg. 1974; 27(1): 35–38.

[5] Namnoum JD, Largent J, Kaplan HM, et al. Primary breast augmentation clinical trial outcomes stratified by surgical incision, anatomical placement and implant device type. J Plast Reconstr Aesthet Surg. 2013; 66(9): 1165–1172.

[6] Stutman RL, Codner M, Mahoney A, et al. Comparison of breast augmentation incisions and common complications. Aesthetic Plast Surg. 2012; 36(5): 1096–1104.

[7] Jacobson JM, Gatti ME, Schaffner AD, et al. Effect of incision choice on outcomes in primary breast augmentation. Aesthet Surg J. 2012; 32(4): 456–462.

[8] Tenius FP, da Silva Freitas R, Closs Ono MC. Transareolar incision with geometric broken line for breast augmentation: a novel approach. Aesthetic Plast Surg. 2008; 32(3): 546–548.

[9] Gryskiewicz JM, Hatfield AS. "Zigzag" wavy-line periareolar incision. Plast Reconstr Surg. 2002; 110(7): 1778–1783, discussion 1784.

[10] Carvajal J, Echeverry A. Alternative technique for breast augmentation in patients with a small nipple-areolar complex diameter. Aesthet Surg J. 2005; 25(2): 117–125.

第 12 章
大容量脂肪移植隆乳术

Ran Y. Stark, Louis P. Bucky, and Daniel A. Del Vecchio

摘要

- 大容量脂肪移植隆乳术（LVFG）在隆乳术水平提高方面起了很好的促进作用。最近，LVFG已经被视为安全、可靠的技术，且最重要的是不会影响肿瘤监测。这一章将专注于应用LVFG上的一些理念，包括乳房预扩张，脂肪的加工、收集和移植。也会演示单独应用LVFG代替乳房假体的隆乳术。这一章也包含了与众不同的案例，包括LVFG中处理与乳房假体相关的并发症、乳房假体的更换［乳房假体取出同期脂肪移植（SIEF）］，以及联合乳房假体的LVFG（复合隆乳术）。在阅读完这一章后，读者将对如何在实践中进行脂肪移植有更好的理解。

关键词

- 隆乳术，大容量脂肪移植，脂肪移植到乳房，乳房假体取出同期脂肪移植，复合隆乳术

要点

- 大容量脂肪移植的患者选择。
- 大容量脂肪移植的"4P"：预扩张（Pre-expansion），收集（Procurement），处理（Processing），移植（Placement）。
- 隆乳术上应用LVFG，乳房假体失败，SIEF和复合隆乳术。
- LVFG是安全可靠且不会影响肿瘤监测的。

12.1 引言

作为乳房组织的替代物，脂肪移植在隆乳术上的应用已经有很长远的历史。始于面部手术的技术已经被发展应用于小容量或大容量脂肪移植去替代和加强乳房组织。小容量脂肪移植已有一段历史，其在修复和美容手术中被用来改善乳房周边缺陷，尤其是胸壁与乳房衔接处、乳沟以及乳房轻度轮廓不规则。

将LVFG应用于激素敏感的乳房一直是有争议并引发讨论的。1987年，在Bircoll介绍了他的关于脂肪移植隆乳术的个人经验后，关于手术的安全性和它对于乳腺癌监测干扰的担心促使美国整形外科医师协会认为脂肪移植会影响乳腺癌监测，应该被禁止。因此LVFG中止了近20年[1-3]。

之后，多个案例报道以及独立调查员所做的论文演讲和患者系列报道[4, 5]，提示脂肪移植是安全可靠的，而且最重要的是不会影响肿瘤监测[6]。直到2009年，美国整形外科医师协会撤销了他们关于脂肪移植的负面主张，宣布其是安全的。从那时起，不断有文献支持在乳癌术后重建的美学改善和隆乳术上的脂肪移植是安全的[7-13]。

LVFG定义为超过300 mL的脂肪移植到乳房。成功的脂肪移植隆乳手术是无油性囊肿形成，无脂肪坏死和没有其他潜在并发症的隆乳术。就像标准的隆乳术，应用于隆乳术的LVFG的目的是可以获得健康良好的乳房，并且能在乳房X线检查中被有效筛选。

随着脂肪移植日益流行，更多的注意力放在了预扩张、收集脂肪、处理脂肪和移植脂肪的观念上。对于LVFG最初的热情产生了一种观点，认为脂肪移植隆乳将取代乳房假体隆乳术。作者不完全赞同这一说法。然而，LVFG对于改善隆乳术和弥补乳房假体出现的问题方面起了很好的作用。这一章将介绍应用LVFG代替乳房假体隆乳术，并展示一些不同的案例。在这些案例中LVFG可以被应用于处理与假体相关的并发症、乳房假体的更换［乳房假体取出同期脂肪移植（SIEF）］，以及联合乳房假体的LVFG（复合隆乳术）。

LVFG替代假体隆乳术更像是一个例外。接受LVFG隆乳术的患者只占隆乳术患者不到10%的比例。一个希望LVFG隆乳术的患者通常是一位倾向于反对使用乳房假体的个人，而且渴望一个非常自然的结果。这样的患者通常期待只提高一个罩杯。然而，吸脂术的一个潜在好处是脂肪供区部位的美学改善。

12.2 患者分类

决定LVFG应用的一个关键因素是乳房皮肤罩的紧致程度。脂肪不会像假体那样扩张乳房组织。理想的患者应该有一个可扩张的皮肤罩。比如，一例经产妇呈现出平塌的乳房同时有足够脂肪提供，这样的患者就是理想的单独应用LVFG隆乳术的患者。有着足够皮肤松弛度的患者无须预扩张即可获得比较好的效果。另外，有着致密坚实皮肤的乳房的未生育患者通常要求预扩张以达到满意效果。

预扩张不仅使皮肤罩适合于脂肪填充，而且创造了一个内部环境从而增加组织量。基于目前的方法，预扩张可能不舒适和费时。然而，对于可靠的隆乳术来说，是必不可少的。最先由Del Vecchio和Bucky报道预扩张3周后脂肪移植，脂肪容积可以保持66%[14]（图12.1）。

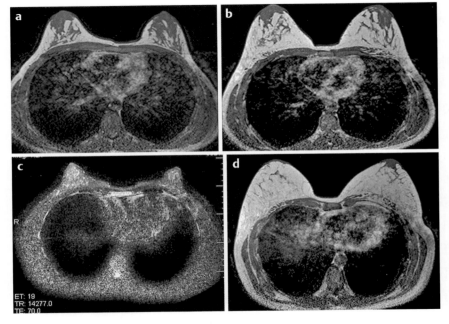

图12.1 大容量脂肪移植隆乳术前和术后的磁共振成像扫描说明增加的脂肪是具有活力的脂肪，没有囊肿、肿块或脂肪坏死。a、b. 第一例患者脂肪移植术前和术后。c、d. 第二例患者脂肪移植术前和术后

表现为受限管状乳房的患者是最佳行LVFG的人选。但是要求术中释放束缚带，以达到隆乳形态的最大化。

12.3 患者评估

理想的LVFG患者应该能提供足够的脂肪。然而，偏瘦的患者也能很好地进行脂肪移植。可以通过全身许多小的供区部位获得。

所有患者都应该进行术前乳房X线检查。她们不应被检测到具有活动期的肿瘤或者任何遗传性易患肿瘤的体质。评估患者进行安全抽脂术的风险因素。吸烟是手术禁忌证，因为微循环受损，脂肪坏死及油性囊肿形成的可能性增加。进行预扩张的患者需要有足够的意愿和依从性。

12.4　依从性

没有什么替代物能取代预扩张的方法。预扩张效果取决于患者的配合和组织的机械顺从。没有足够的扩张，脂肪移植将导致细胞组织间隙的压力增加，这将增加细胞死亡和使得脂肪体积保留率比较低。教育患者并让其有足够信心以便获得最佳的扩张。在整个预扩张过程中，最终外科医生有责任去选择、教育和管理患者。充分的扩张要求预扩张体积比期待的结果更大。如果患者在手术前没有达到足够扩张，那么应该推迟手术。

12.5　预扩张的指征

BRAVA预扩张器在20世纪90年代发展起来，作为一个外用软组织扩张器进行隆乳。患者佩戴半硬式圆顶状物类似胸罩的装置。这个装置常需要整晚佩戴4～6周。它可以产生真空状态，可以增加乳房腺体和血管形成，从而增大乳房[15]。然而，一旦终止，乳房将回到预扩张前的大小。

真空协助下的伤口护理和预扩张BRAVA技术之间有许多关联。作用于伤口的负压将对细胞产生变形力从而促使细胞分裂、血管生成和生长因子的上调[16, 17]。可以推测同样的机制发生在BRAVA预扩张乳房组织上。为了给患者一个可预知的效果，预扩张在隆乳术中的使用已经成为可靠的方法。术前预扩张不仅拉伸了皮肤罩而且增加了软组织基质。因此获得血管更丰富的受区部位，允许更大容量的脂肪组织移植，最终获得满意的效果（图12.2）。

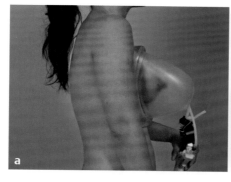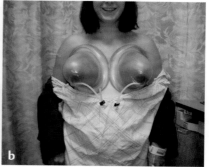

图12.2　一例配合的患者穿着半硬式圆顶状物获得足够的扩张。a. 佩戴BRAVA装置扩张侧面图。b. 佩戴BRAVA装置完成扩张

作者相信预扩张主要通过以下4个方面促进脂肪移植：
（1）更大的实质空间以利于脂肪移植（移植容积比）。
（2）减少移植物体积给乳房组织间隙的压力。
（3）脂肪移植的外轮廓不规则处，可以通过脂肪填充和针带释放解决。
（4）促进血管形成和血管再生来提高脂肪活力。

12.6 移植容积比

移植容积比的概念对于脂肪移植成功很关键。移植容积比确定了将脂肪移植到特定部位的理想量。通过增加预扩张后的受区空间，可以有效地移植更多脂肪组织。通过扩张而获得的更大乳腺实质空间以利于更多的脂肪组织填充，减少移植物过度堆积和组织间隙压力增加的有害影响，因此达到更大体积的隆乳[18]。

基于作者的经验，最终影响隆乳体积的关键性因素是预扩张的体积。

有了预扩张，更多的脂肪可以被移植到乳房的实质空间，无须像内部扩张器一样。脂肪移植不应该像内部增压扩张器，因为这样会对脂肪组织存活有负面影响。移植的脂肪应该表现为填充物或空间维持物。

最后，预扩张促使血管形成。类似于皮肤移植，包括贴附、结合和血管形成。脂肪细胞也遵循同样的模式。没有预扩张，将会增加脂肪细胞的压力，阻碍氧扩散而影响存活率，从而导致细胞死亡。

12.7 大容量脂肪移植的4个"P"：预扩张、收集、处理、移植

在整个扩张过程中，患者应被密切监测。如果患者没有扩张或者不同意扩张，那么应该要求扩张，并推迟手术。达到最终效果的扩张是成功实施LVFG隆乳术的关键。一些患者可以快速扩张。穿戴时间和负压是可变化的，可及时调整。一旦扩张完成，患者就做好了手术准备（图12.3）。

手术当天患者应穿戴圆顶状物。注射的部位应标记出来，任何收缩的部位也应做出标记。脂肪移植后，使用一根14G的针，经皮肤三维网状释放这些部位。我们把这个过程叫作

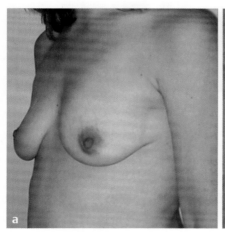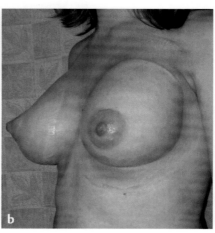

图12.3 用BRAVA的患者应被充分扩张，扩张的乳房体积应超过所期望达到的最佳效果。a. 扩张前的乳房。b. 准备移植大容量脂肪的经过充分扩张的乳房

脂肪肿胀和针带释放。

有不同的方法收集脂肪。许多理论和研究描述了脂肪收集的最佳部位、最佳抽脂针尺寸、正确的负压值和脂肪细胞可以承受的切向力[19，20]。脂肪收集最重要的目标应该是安全有效地收集所需要的脂肪量。

患者抽脂部位做出标记。通常有足够的脂肪，甚至可以来自较瘦个体。对于偏瘦患者要求通过多个部位收集脂肪，这些地方包括腹部、背部、侧腹部、大腿。

关于脂肪的处理，过去的理论强调高速离心。离心的目标是尽可能多地浓缩脂肪，去掉过量液体。高速离心会导致细胞凋亡，多数再生因子流失，获得较少的活性脂肪量，而且整个过程相对费时和效率低下。

进一步的研究揭示了低速适度的离心获得更好的脂肪活性和更大的注射容量[21，22]。这些技术包括清洗脂肪，过滤血液、利多卡因和其他组织碎片，都将能提高脂肪细胞活性[19]。

未来收集和处理脂肪的技术可能包括水动力收集，同步肿胀及通过表面活性剂分离脂肪。

我们通常使用一个多孔吸脂管、大注射器，采用中度离心技术。

用一个与标准的脂肪抽吸设备相连的多孔吸脂管进行脂肪收集（图12.4）。随后，脂肪被转移到60 mL的注射器。该注射器安装在一个无菌的手持式离心机上。20 ～ 40 g离心力，离心2 ～ 3分钟（图12.5）。15% ～ 20%结晶状液体被去除。离心结果是收集了低浓度的脂肪用于注射。

低离心力过滤产生的低浓缩脂肪可以很容易被注射到预扩张的乳房里。理论上说，这样可以减少损伤，得到最小的空气暴露和更好的流动性，可以增加脂肪扩散、缩短手术时间和减少人力。

脂肪放置或注射的目的应该包括将脂肪精确分块化放置乳房各层。外科医生需要确保避免快速注射、过度移植和移植脂肪出现移位。恰当的注射要求严格注意移植容积比和避

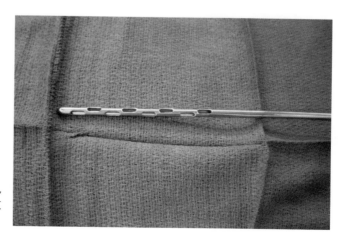

图12.4　一根长为1 cm、有12 ～ 15个孔洞的4 mm吸脂管，确保可以安全有效地收集脂肪

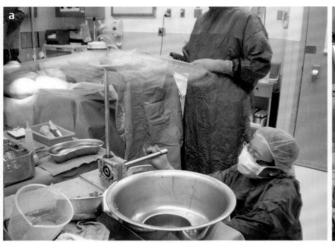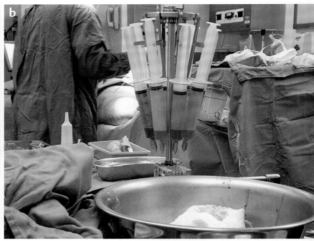

图 12.5　脂肪准备的过程。a. 收集的脂肪被装到一个 60 mL 的注射器里。以 20 ～ 40 g 离心力，离心 2 ～ 3 分钟。b. 下层的液体将被丢弃，剩余的脂肪准备用于注射

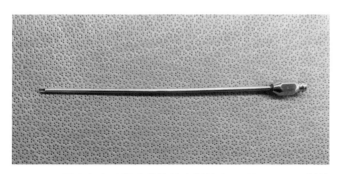

图 12.6　用于大容量脂肪移植的注射管为 16 号、15 cm 长的鞍状头的套管（Coleman 管）

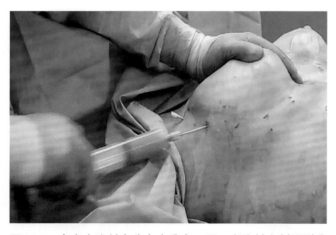

图 12.7　有多个注射点分布在乳房四周。当注射小剂量到乳房多层时，需要来回移动

免隔室压力增加。移植完毕的表现是皮肤呈橘皮样改变、注射有脂肪渗漏以及达到了所期望的乳房体积。保守移植和避免过度移植导致的有害后果是首选。

我们移植的方法是反向吸脂。60 mL 注射器与一根 16 号、15 cm 长的鞍状头抽脂管连接（Coleman 管，图 12.6）。注射部位按所需分布在乳房四周，精确地注射到所需要的位置。该技术要求来回移动，持续轻压并保持低速注入，这样可以有效避免快速注射。每次均以扇形方式进入乳房的多个平面（图 12.7）。利用每个注射孔达到最理想的隆乳效果。如果要注射在胸大肌深层，可以选择腋窝作为注射位置。总之，这个技术是可信赖的、有效的，因为这个技术简单、无创且省时。

12.8　复合隆乳术

适合假体隆乳术的理想患者，其乳房有足够的软组织和良好的乳房美学特征。在这些患者中，一个假体的放置通常会获得很好的效果。问题是并非所有患者都有很好的软组织覆盖和很好的乳房美学特征。寻求隆乳的患者一般都是没有足够乳房组织的。当这样的患者采用假体隆乳术时，即使有适当的假体选择和准确的假体放置，结果还是不尽如人意，由于没有足够的软组织覆盖。患者通常有很宽的乳沟，因为假体不自然的特性使乳房外观不自然。

使用假体和脂肪的复合隆乳术起初用于修复假体隆乳术后患者。在这类患者中，软组织缺乏导致假体隆乳不自然的外观。因此在初次隆乳中，提出了初次复合隆乳术的概念。

初次复合隆乳术的理想患者其乳房软组织夹捏的厚度 ≤ 1 cm，同时该患者希望植入比软组织覆盖面积大的乳房假体。在此种情况下，初步面诊时向患者展示复合隆乳术的效果让患者选择是否单做假体隆乳手术，或者联合脂肪移植的假体隆乳手术。如果患者只想单做假体隆乳手术，患者应明白她的效果可能没有她想要的那么自然，将来有可能要进行修复手术。

二期脂肪移植技术被本章的第二个作者（D.A.D.V.）使用，但是前面所讲的技术也可以被使用在复合隆乳术中。在复合隆乳术中，假体通过常规方式放置，或通过乳房下皱襞切口，或通过腋窝切口。腋窝切口的位置离乳房有一定距离，这样脂肪移植后能更有效地覆盖软组织。这是因为除腋窝切口外不会有其他脂肪出口。使用乳房下皱襞切口，则要先将切口缝合关闭，以避免脂肪通过切口处外流。

使用一根 40 cm 长的注脂管通过脐周的切口注射脂肪。脐周的切口位置离乳房有一定距离。可以较少在乳房下皱襞留下痕迹。注脂孔处常常会有针状瘢痕和在 Fitzpatrick 分型为 2 和 3 型的皮肤中出现色素沉着。在我们实际操作中已经不使用乳房下皱襞作为注脂孔。

在乳房假体上移植脂肪的体积通常接近假体本身的体积。这仅仅是简单的几何学。如果希望在整个乳房假体上增加 1 ～ 2 cm 的厚度，这个月牙形的脂肪体积等于假体体积。以下是半球体积的几何学分析（图 12.8）。

其他适合复合隆乳术的患者包括乳房不对称的患者。不对称是由于脂肪而不是由于假体造成的。另外，复合隆乳术对乳房挛缩的患者也有益。将脂肪移植在更低点以增加乳头到乳房下皱襞的距离。

通过三维成像评估，一年的体积保持率是移植体积的 50% ～ 60%[23]。

复合隆乳术是名副其实的基于软组织设计，因为外科医生可以设计乳房假体大小，还可以对软组织进行控制。如果我们认为来我们医生办公室就诊的患者有着完美形态的乳房和较好的软组织覆盖，这可能只占了 1/4 寻求隆乳术的患者。意味着其他 75% 的患者必须从

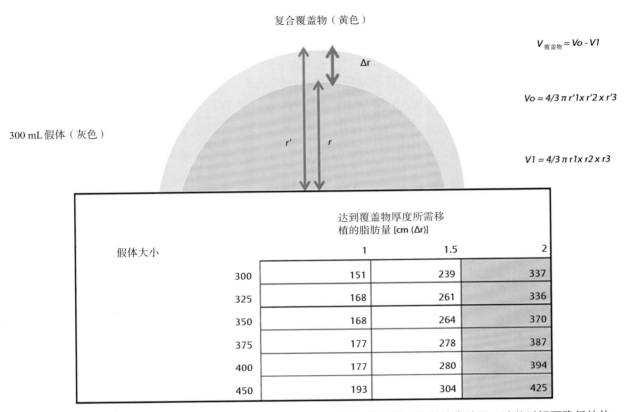

复合覆盖物（黄色）

$V_{覆盖物} = V_0 - V_1$

$V_0 = 4/3 \pi r'1 \times r'2 \times r3$

$V_1 = 4/3 \pi r1 \times r2 \times r3$

300 mL假体（灰色）

假体大小	达到覆盖物厚度所需移植的脂肪量 [cm (Δr)]		
	1	1.5	2
300	151	239	337
325	168	261	336
350	168	264	370
375	177	278	387
400	177	280	394
450	193	304	425

图12.8 为获得所需的软组织厚度，需确定不同容积乳房假体所需要移植的脂肪量。随着时间而降低的体积保持率不计算在内

乳房假体联合脂肪移植中获益。复合隆乳术是脂肪移植隆乳术，优于单纯用脂肪进行隆乳。

12.9 案例

12.9.1 案例1

LVFG隆乳术（图12.9）：多数患者需要预扩张。我们通常在手术前给患者做3周的扩张。使用三维成像记录扩张情况和促使患者完成整个过程。预扩张后乳房一侧通常移植脂肪300 mL，并希望能保留66%体积。

12.9.2 案例2

针对乳房假体隆乳失败的LVFG（图12.10）：患者已经有多种隆乳手术的并发症，这些患者不可能从进一步的假体隆乳术中获益。这些患者常有严重的瘢痕和不对称。因此，手术中的技术，如脂肪肿胀、瘢痕粘连的针带释放，是至关重要的。预扩张也有助于粘连部

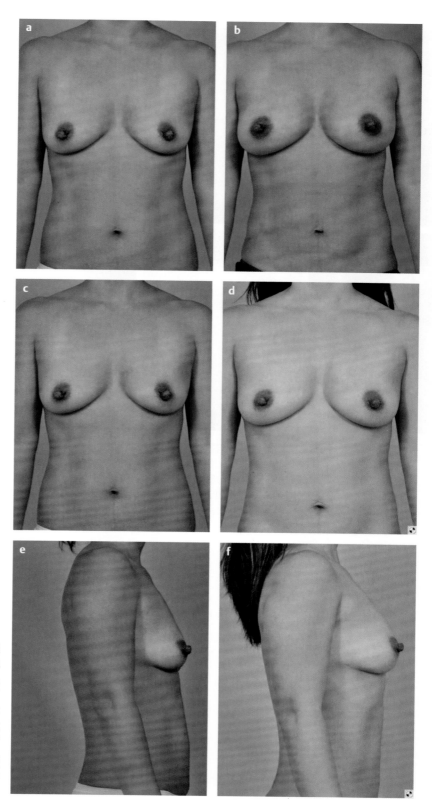

图12.9　这位患者渴望乳房增大一个罩杯。术前进行了3周预扩张。她每侧乳房分别移植了405 mL脂肪。a、b. 术前的图像和6个月后效果的对比。c～f. 术前图像和18个月后效果的对比，正面照和侧面照

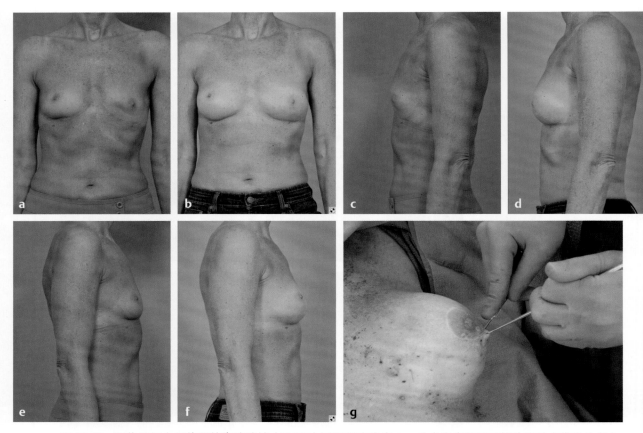

图 12.10　图像显示大量体积的脂肪移植（LVFG）可以用在患者上，此类患者经历了假体隆乳术带来的多个并发症。这位女性有过 4 次失败的隆乳手术，遗留了严重的瘢痕。用 BRAVA 进行预扩张，她随后进行了带有脂肪肿胀和针带释放的 LVFG。右边乳房移植了 340 mL 的脂肪，左边乳房移植了 480 mL 的脂肪。a、b. 前后正面照。c ～ f. 前后侧面照。g. 脂肪肿胀和针带释放

位的确定。

12.9.3　案例 3

假体取出同时脂肪移植（图 12.11）的患者不再需要乳房假体。患者可能由于年龄、身体状况改变，发生了复发性包膜挛缩，因不适感或者焦虑等因素要求取出假体。取出乳房假体时，使用 LVFG 可以有效维持乳房体积。我们把这个过程叫做假体取出同时脂肪移植或者 SIEF。对于需行 SIEF 的患者的处理关键是对确定假体完整性，相对于假体的位置，保留包膜可以起到一个壁垒的作用，防止移植脂肪进入假体囊腔。

12.9.4　案例 4

复合隆乳术（图 12.12）是对没有理想乳房形态的患者进行的隆乳术。这个方法特别适

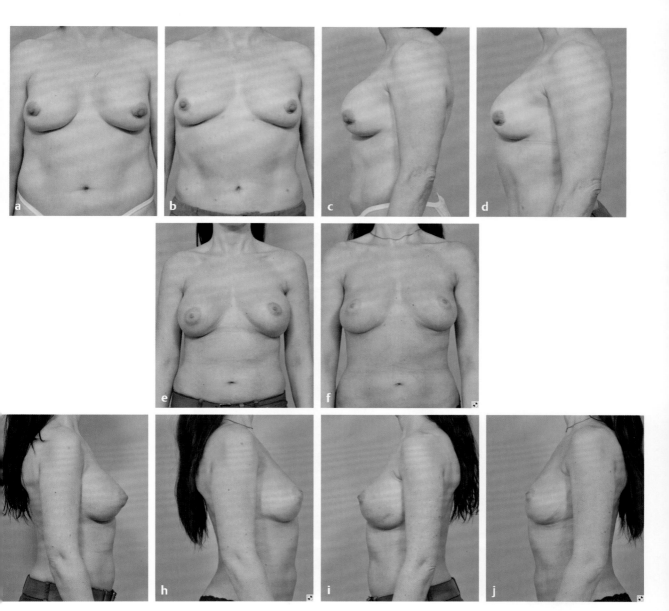

图 12.11　假体取出同时脂肪移植的案例。a～d. 一例 175 mL 乳房假体的女性，希望取出其乳房假体。她经历了 SIEF，每侧乳房植入了 390 mL 脂肪。图为 10 个月后效果。a、c. 术前正面照和侧面照。b、d. 术后 10 个月的正面照和侧面照。e～j. 一例进行了 BRAVA 和 SIEF 的带有 350 mL 假体的女性。她右侧乳房移植了 340 mL 脂肪，左侧乳房移植了 345 mL 脂肪。图为 1 年后效果。e、g、i. 术前正面照和侧面照。f、h、j. 术后 1 年的正面照和侧面照

合软组织覆盖少或者乳房不对称的患者。能够基于胸部尺寸选择合适的乳房假体，然后利用脂肪增加软组织覆盖量，以达到理想效果。

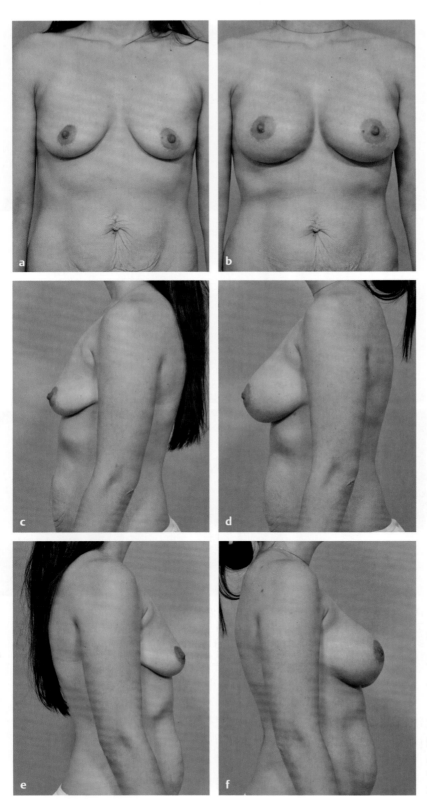

图12.12 这例缺乏软组织覆盖的女性进行了复合隆乳术。两侧分别放入了339 mL乳房假体。右侧移植了100 mL脂肪，左侧移植了190 mL脂肪。1年后的效果显示有着很好的软组织覆盖和乳房形态。a、c、e. 术前正面照和侧面照。b、d、f. 术后1年的正面照和侧面照

12.10　结论

围绕LVFG存在着各种争论。重要的基础研究、临床研究和广泛的临床实践使LVFG成为乳房外科医生一个重要的技术组成部分。仔细收集提取、适当提纯、细心注射，许多与脂肪移植有关的担忧都可以被最小化。当脂肪坏死、油性囊肿、轮廓不规则不能完全避免时，注意细节处理可以使这些并发症的出现最小化。目前，来自LVFG的并发症可能会影响影像学检查结果，这种严重性并不比隆胸后包膜形成的严重性更大。对于那些寻求中度乳房增大且不希望放入乳房假体的女性来说，LVFG是一个较好的解决办法。对于那些因为假体产生并发症或者不再想保留假体的女性来说，LVFG是一个非常好的解决办法。

最后，使用乳房假体联合脂肪移植的复合隆乳术给了寻求隆乳的女性更多的选择。

参·考·文·献

[1] Bircoll M. Autologous fat transplantation. Plast Reconstr Surg. 1987; 79(3): 492–493.

[2] Bircoll M. Cosmetic breast augmentation utilizing autologous fat and liposuction techniques. Plast Reconstr Surg. 1987; 79(2): 267–271.

[3] Report on autologous fat transplantation. ASPRS Ad-Hoc Committee on New Procedures, September 30, 1987. Plast Surg Nurs. 1987; 7(4): 140–141.

[4] Delay E, Gosset J, Toussoun G, et al. Efficacy of lipomodelling for the management of sequelae of breast cancer conservative treatment [in French]. Ann Chir Plast Esthet. 2008; 53(2): 153–168.

[5] Del Vecchio D. Breast reconstruction for breast asymmetry using recipient site pre-expansion and autologous fat grafting: a case report. Ann Plast Surg. 2009; 62(5): 523–527.

[6] Gutowski KA, ASPS Fat Graft Task Force. Current applications and safety of autologous fat grafts: a report of the ASPS fat graft task force. Plast Reconstr Surg. 2009; 124(1): 272–280.

[7] Largo RD, Tchang LA, Mele V, et al. Efficacy, safety and complications of autologous fat grafting to healthy breast tissue: a systematic review. J Plast Reconstr Aesthet Surg. 2014; 67(4): 437–448.

[8] Khouri RK, Eisenmann-Klein M, Cardoso E, et al. Brava and autologous fat transfer is a safe and effective breast augmentation alternative: results of a 6-year, 81-patient, prospective multicenter study. Plast Reconstr Surg. 2012; 129(5): 1173–1187.

[9] Rigotti G, Marchi A, Stringhini P, et al. Determining the oncological risk of autologous lipoaspirate grafting for post-mastectomy breast reconstruction. Aesthetic Plast Surg. 2010; 34(4): 475–480.

[10] Kronowitz SJ, Mandujano CC, Liu J, et al. Lipofilling of the breast does not increase the risk of recurrence of breast cancer: a matched controlled study. Plast Reconstr Surg. 2016; 137(2): 385–393.

[11] Waked K, Colle J, Doornaert M, et al. Systematic review: The oncological safety of adipose fat transfer after breast cancer surgery. Breast. 2017; 31: 128–136.

[12] Petit JY, Maisonneuve P, Rotmensz N, et al. Safety of lipofilling in patients with breast cancer. Clin Plast Surg. 2015; 42(3): 339–344, viii.

[13] Myckatyn TM, Wagner IJ, Mehrara BJ, et al. Cancer risk after fat transfer: a multicenter case-cohort study. Plast Reconstr Surg. 2017; 139(1): 11–18.

[14] Del Vecchio DA, Bucky LP. Breast augmentation using preexpansion and autologous fat transplantation: a clinical radiographic study. Plast Reconstr Surg. 2011; 127(6): 2441–2450.

[15] Khouri RK, Schlenz I, Murphy BJ, et al. Nonsurgical breast enlargement using an external soft-tissue expansion system. Plast Reconstr Surg. 2000; 105(7): 2500–2512, discussion 2513–2514.

[16] Saxena V, Orgill D, Kohane I. A set of genes previously implicated in the hypoxia response might be an important modulator in the rat ear tissue response to mechanical stretch. BMC Genomics. 2007; 8: 430.

[17] Saxena V, Hwang CW, Huang S, et al. Vacuum-assisted closure: microdeformations of wounds and cell proliferation. Plast Reconstr Surg. 2004; 114(5): 1086–1096, discussion 1097–1098.

[18] Del Vecchio DA, Del Vecchio SJ. The graft-to-capacity ratio: volumetric planning in large-volume fat transplantation. Plast Reconstr Surg. 2014; 133(3): 561–569.

[19] Strong AL, Cederna PS, Rubin JP, et al. The current state of fat Grafting: A review of Harvesting, processing and injectable techniques. Plast Reconstr Surg. 2015; 136(4): 897–912.

[20] Sinno S, Wilson S, Brownstone N, et al. Current thoughts on fat grafting: Using the evidence to determine fact or fiction. Plast Reconstr Surg. 2016; 137(3): 818–824.

[21] Kurita M, Matsumoto D, Shigeura T, et al. Influences of centrifugation on cells and tissues in liposuction aspirates: optimized centrifugation for lipotransfer and cell isolation. Plast Reconstr Surg. 2008; 121(3): 1033–1041, discussion 1042–1043.

[22] Boschert MT, Beckert BW, Puckett CL, et al. Analysis of lipocyte viability after liposuction. Plast Reconstr Surg. 2002; 109(2): 761–765, discussion 766–767.

[23] Auclair E, Blondeel P, Del Vecchio DA. Composite breast augmentation: soft-tissue planning using implants and fat. Plast Reconstr Surg. 2013; 132(3): 558–568.

第 13 章
假体隆乳修复术

Bradley P. Bengtson and Steven Teitelbaum

摘要

- 几乎所有关于首次隆乳的研究，包括厂商上市后批准研究，都显示假体隆乳后的并发症为15% ~ 35%，最常见的并发症有可见的伸展畸形、褶皱和波纹、包膜挛缩、各种类型的假体错位和过度动态畸形。
- 本章将介绍这些修复技术的主要驱动因素以及对患有这些复杂并发症的患者进行修复的各种方法，并介绍每种修复技术的优缺点。

关键词

- 假体并发症，乳房修复，伸展畸形，假体褶皱和波纹，包膜挛缩，乳房下皱襞错位，外侧错位，内侧错位，并乳，过度动态畸形

要点

- 本章介绍了乳房修复的主要驱动因素。
- 伴有褶皱和波纹的伸展畸形是最常见和最难矫正的畸形之一。
- 包膜挛缩是乳房假体植入手术最常见的并发症，本章概述了应用和未应用脱细胞真皮基质的修复术。
- 并乳是最不常见的假体错位，但最具挑战性的是通过一次手术修复并乳。
- 对每种修复技术都描述了其技术方法、优点和缺点。

13.1 伸展畸形、褶皱和波纹

乳房二次手术后会发生许多常见并发症，包括包膜挛缩、错位、褶皱和波纹以及乳房下极的伸展畸形，这些并发症的发生也是乳房修复的主要驱动因素。乳房修复术的方法都是类似的，本文将对这些方法予以展示和介绍。

13.1.1 切口设计

乳房修复术切口的设计取决于多种因素，例如先前手术切口的放置，以及是否存在其他并发症或畸形，但通常优选乳房下皱襞入路。对于伴有伸展畸形的患者，切除多余的下极皮肤通常有利于帮助患者恢复与对侧的对称性，并恢复最佳乳头到乳房下皱襞的比例，并且使双侧乳头到乳房下皱襞的距离相等。为便于暴露并顺利进行手术，特别是在使用脱细胞真皮基质时，通常切口长度至少为7 cm（图13.1）。

定义

伸展畸形可导致乳房"下沉"外观，是指乳头到乳房下皱襞的距离从术前到术后明显增加，而乳房下皱襞仍然保持在初次手术时的确定位置（图13.2）。

当假体下降到低于先前的乳房下皱襞位置（即初次手术时的位置）时会发生乳房下皱襞错位。这也会导致新的乳头到乳房下皱襞的距离增加；然而，如果使用先前的乳房下皱

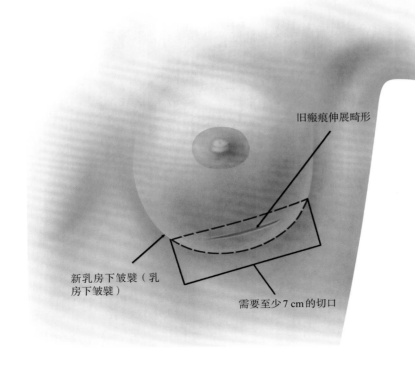

图13.1 对于乳房修复难度较大的患者，最好选择7～8 cm的乳房下皱襞切口。如果伴有下极伸展畸形，则切除多余的组织。7～8 cm切口提供了最佳的暴露，特别是当使用脱细胞真皮基质时

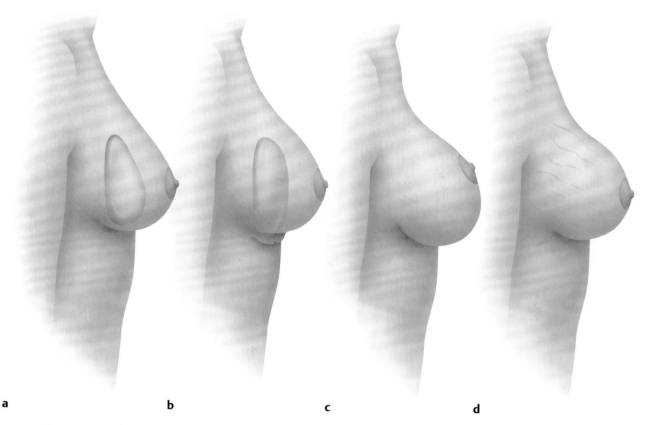

图 13.2　a. 正常的假体位置。b. 假体乳房下皱襞错位。c. 下极伸展畸形。d. 褶皱和波纹

襞，则瘢痕会在乳房下极爬升（参见"乳房下皱襞错位"一节）。

　　有许多相同的手术技术可用于矫正下沉/伸展畸形、褶皱/波纹和包膜挛缩这三种并发症。当对患有这些并发症的患者进行手术时，最重要的是尽我们所能通过手术改善结果，以减少再次复发或不完全矫正的发生。因此，更改平面以增加假体上的覆盖范围、为硅胶假体置换盐水以及使用标准技术都很重要。新的手术支架或脱细胞真皮基质通常可以作为内部胸罩、吊架或吊带使用，有助于进一步支撑乳房软组织，并在装置上提供隆起效果以降低可见度。

　　在本章的每一部分中都将会对这些技术在矫正或修复这些问题时的差异进行具体说明，但由于总体上技术相似，因此将存在的差异一起说明。

　　在确定畸形的确切性质和这些关键点后，进行切口设计以在新乳房下皱襞设置最终切口。新的假体尺寸和形状在新的乳房下皱襞位置中也可能发挥作用。假体尺寸范围和理想的乳头到乳房下皱襞的距离已经确定。如果计划进行皮肤切除，术中需要保证 7 cm 或更大的切口以及皮肤的最大伸展。为了使双侧乳头到乳房下皱襞的距离匹配，需要标记多余的或去除的皮肤，并将其包括在初始楔形切口中。这是伸展畸形和乳房下皱襞错位修复的区别之一。如果存在伸展，则应对多余皮肤进行楔形切除以重新平衡乳房，并为皮肤匹配创建"密切配合"的体积。

13.1.2 初步分离

手术器械

建议在此过程中使用5种专用手术器械，包括双头乳房拉钩、压板拉钩、具有排烟功能的光纤无齿带照明灯拉钩、双极手动切换电凝器以及良好的顶部照明，最好是光纤头灯（图13.3）。

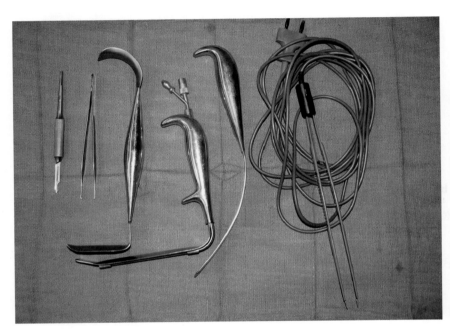

图13.3 进行乳房修复手术所需的器械非常少，包括良好的照明如光纤头灯、双头乳房拉钩、压板拉钩以及带照明灯的拉钩和双极电凝器。也会用到标准和中等长度的器械如DeBakey无损镊子。精细的缝合线包括用于包膜和脱细胞真皮基质缝合的2-0 PDS缝线和用于皮肤闭合的3-0 Monocryl以及3-0 Monoderm可吸收倒刺缝合线

标记

在先前乳房下皱襞的计划位置或根据新假体与乳房下皱襞测量确定的理想位置做椭圆形切口（图13.4）。

切口长度

切口的长度在某种程度上取决于假体的样式和大小。然而，对于修复手术过程，尤其是使用脱细胞真皮基质作为内部支撑、加固或作为吊架、吊带时，可以将该手术过程比作通过"邮件槽"（mail slot）操作（图13.5）。可见度越高，技术的执行越容易且越有效。应考虑新的漏斗、套管或皮肤保护措施，以减少穿过皮肤时假体污染，使假体通过较短切口而无污染。这也是对带毛面假体的要求，因为毛面可以更容易地嵌入皮肤污染物和细菌。

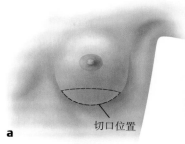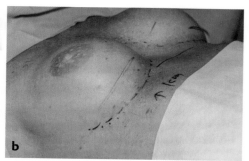

图 13.4　a、b. 如果使用了先前的乳房下皱襞，通常切除相同的瘢痕以通向囊腔。根据所需囊腔的新尺寸，可以提升乳房下皱襞。另外，可以切除多余的下极伸展皮肤，在内侧和外侧调整内部囊腔

切口位置

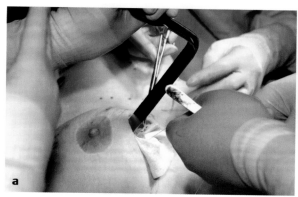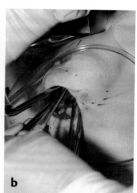

图 13.5　a、b. 乳房修复手术总是具有挑战性。即使使用更大的 7～8 cm 的下皱襞切口，我们也更喜欢通过"邮件槽"进行操作。我们正在研究新技术、支架、器械和固定术以简化手术过程，但特别是在放置脱细胞真皮基质和支架时，要获得较好的结果可能是困难的

手术方法

　　对于包膜挛缩、褶皱和波纹的修复手术，用15号手术刀片做皮肤切口，并用电凝器通过真皮进行初步解剖。对遇到的血管包括穿支血管进行电凝。接下来，对于先前的肌肉下假体，将原始假体留在原位，将解剖向下移至浅表乳房包膜。预先注入含肾上腺素（1∶100万）的肿胀液也可以减少出血并有助于促进包膜切除。然后从头侧方向开始解剖直到胸大肌的尾侧边缘。在包膜挛缩或钙化的情况下，切除胸大肌边缘下方所有包膜组织。在出现褶皱而无挛缩的情况下，最好保持包膜完整，以便在前部提供额外的支撑层和厚度。然后进行径向包膜切除术，根据需要制备对称的囊腔。当用压板牵开器保护假体装置，将脱细胞真皮基质或支架缝合到位后，放置新的假体或者试验假体。然后将支架或脱细胞真皮进一步在乳房下皱襞插入，其吊带效应可以支撑假体，减少可见的褶皱。在临床上，包膜似乎不会在深层表面或脱细胞真皮组织下面形成，因此可以抑制假体周围包膜挛缩（图13.6和图13.7）。目前我们的方法是利用支架进行下极支撑和乳房下皱襞增强，利用脱细胞真皮基质治疗包膜挛缩。

下极伸展畸形

　　确认术前标记，在新乳房下皱襞中设计好要切除的任何多余或不对称的皮肤。通过使下极中的多余皮肤去上皮化来做皮肤切口。然后在切口的最下部进行皮肤切口，保留上面的去

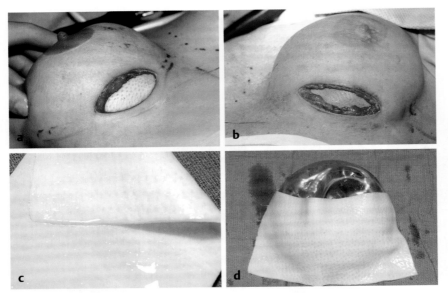

图 13.6　a ～ d. 我们治疗包膜挛缩患者时，应用脱细胞真皮基质是主要方法。在包膜切除术、乳房下入路、抗生素注入、乳头保护和非接触技术之后，使用垂直高度至少为 7 cm 的脱细胞真皮基质，连续治疗的 250 多例患者无复发性包膜挛缩发生

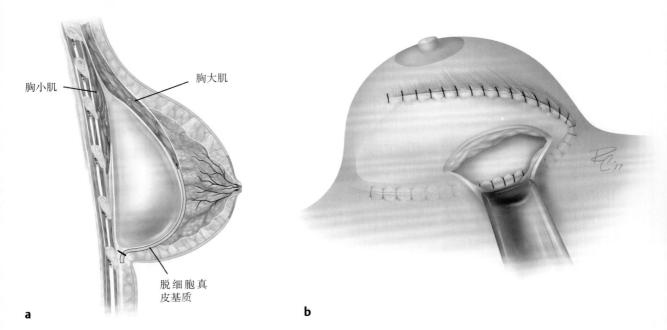

图 13.7　a、b. 脱细胞真皮基质缝合到位。我们更喜欢用 2-0 PDS 缝线缝合脱细胞真皮基质，对脱细胞真皮基质进行穿孔，在其中切开小孔，在穿孔区域用 3-0 Monocryl 缝线将脱细胞真皮基质与浅表皮瓣缝合，并在脱细胞真皮基质前部表面放置引流管。另外，我们在术后 1 个月用胶带、贴身胸罩和上极乳房夹板"固定"皮肤

上皮部分。应用电凝通过真皮进行初步分离。对遇到的血管包括穿支血管进行烧灼。接下来，如果要使用脱细胞真皮基质，则将原始假体留在原位，从头侧方向开始解剖直到胸大肌的尾侧边缘。然后在乳房下皱襞区域进行包膜切除术，估算要切除的包膜的冗余量。然后优先将手术支架或脱细胞真皮沿着下部胸大肌边缘，并且在新鲜的包膜表面的顶部和前部缝合，最后插入乳房下皱襞区域。冗余的去上皮化真皮可用于进一步支持乳房下皱襞区域（图13.8）。

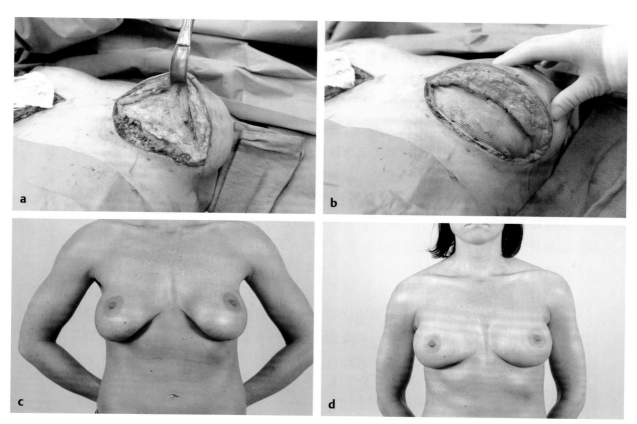

图 13.8　a ～ d. 该患者患有典型的伸展畸形。患者的乳房下皱襞处于良好的位置，乳房下极有伸展畸形。根据患者新乳房的剩余体积切除多余的皮肤，然后用内部手术支架支撑乳房下极。患者治疗 1 年后结果稳定

缺点

在解决并发症和进行乳房修复过程中，尝试矫正一个问题时可能产生新的问题或畸形，这是很常见的情况。注意不要过度解剖内侧和外侧囊腔，以免造成并乳或假体外侧错位。用标准修复技术治疗褶皱/波纹、伸展畸形和包膜挛缩后的复发率非常高，因此用手术支架或脱细胞真皮基质加强软组织或将这些材料作为插入物放置，将打破乳房修复的周期和减少进一步复发、改善不完全和欠佳的修复。

优点

尽可能长时间地将假体保持在原来的位置，极大地促进了包膜分离，并确定胸大肌边

缘。压板牵开器在初步分离期间也特别有用。估算伸展的冗余皮肤和包膜是很棘手的，可以通过了解特定假体的体积与理想乳头到乳房下皱襞距离的关系来确定。新的脱细胞真皮基质提供了重要的辅助，并进一步加强软组织，以最大限度地减少进一步的畸形以及复发性包膜挛缩的发生。

13.1.3　囊腔制备和包膜皮瓣解剖

向头侧手动移动假体，在近似水平位置确定乳房下皱襞新的、计划修复的位置，并进行包膜切除术。使包膜的游离边缘保持完整，并且切除下皱襞下方的多余下部包膜。

让患者处于直立或半直立位、假体或试验假体在位时，评估乳房下皱襞的新位置，并且用手术标记物或亚甲蓝和22号针内部标记乳房下皱襞。

如果患者同时有包膜挛缩或钙化，或由外科医生酌情自行决定，将前包膜切除至胸大肌的下缘，或完全切除包膜。如果采取这种措施，应重点考虑应用脱细胞真皮，以进一步确定和支撑下皱襞、支撑假体的重量，帮助减轻未来可能发生的伸展畸形，在通常会变薄的乳房下级上提供额外的覆盖并减少圆周包膜形成。

如果没有包膜挛缩发生，可以在囊腔的顶部进行包膜切除，并且用血管化的包膜作为假体的额外支撑层。然后从包膜的表面解剖至胸大肌下缘，与脱细胞真皮缝合到肌肉边缘，这与在乳房重建术中使用该材料类似。

缺点

这三种并发症是乳房手术中最难治疗的。在使用各个技术以减少复发和最小化或消除畸形发生时，应考虑应用可置换盐水的凝胶假体、包膜皮瓣或新胸大肌下囊腔，以及用于乳房支撑的支架或脱细胞真皮组织。此外，所有材料都没有相同的弹性，因此了解所用材料的具体特性非常重要。

优点

足够的切口尺寸至关重要。当治疗下沉畸形切除额外的皮肤时，切口长度不是问题，但在一些情况下，应计划至少7 cm切口。将原始假体保持在早期解剖部位可以极大地促进手术过程。根据所选择假体的最终尺寸可以在术前评估理想的乳头到乳房下皱襞的距离，也可以确定伸展距离。

13.1.4　缝合

标准的乳房下缝合可以在三层中进行，用可吸收缝合线2-0 Vicryl连续或间断缝合浅表筋膜，接着用前面提到的3-0 Monocryl真皮下缝合，并用4-0 Monocryl进行表皮下连续缝合。也可以以双层连续缝合方式在皮下使用3-0 Monoderm quill倒刺缝合线，这种缝合可以加速闭合，我们在1 200多例患者中使用该缝合方式，没有发生横向瘢痕的伤口愈合问题。

在下沉畸形中，去上皮的真皮也可用于支持闭合。

对于伤口护理，可以用医用免缝胶带或具有促进上皮水合作用的无菌带状凝胶条覆盖切口，也可以使用防水屏障敷料。

13.2　包膜挛缩

13.2.1　包膜挛缩

用于包膜挛缩矫正的手术方法与先前描述的用于褶皱和波纹的矫正方法相似。重要的区别在于包膜的病理学。一般来说，包膜组织被视为由生物膜或亚临床感染形成的"病理性组织"，并且应该在可能的情况下通过包膜切除术全部或尽量完全切除（相对于伸展畸形，多余的包膜可以用作进一步的支持）。包膜完全切除术后（图 13.9），应考虑用脱细胞真

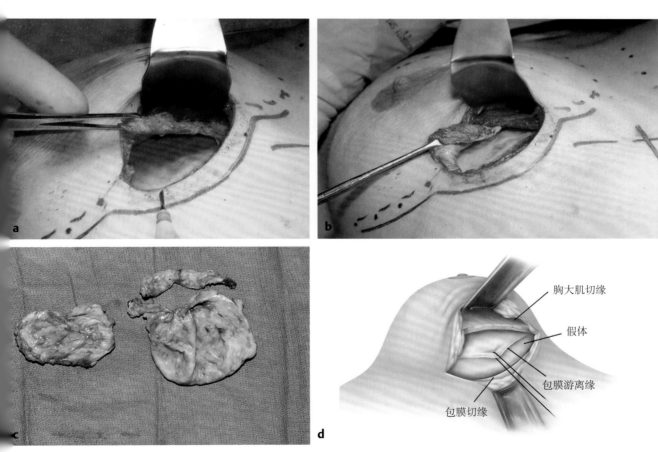

图 13.9　a ～ d. 最重要的是完全去除或尽可能全部去除包膜，甚至去除后部包膜。最好尽可能长时间地将假体保持在原位以加快包膜切除过程

皮作为替代，特别是有多个复发包膜病史的患者。可以用脱细胞真皮"替换"异常包膜作为胸大肌延伸，类似于其在乳房重建中的作用（图13.10）。

包膜挛缩病例的解剖

用15号手术刀做皮肤切口，用电凝器通过真皮进行初步解剖。对于先前的肌肉下假体，将原始假体尽可能长时间地留在原位，并将分离下移至表浅乳房包膜中。然后在头侧方向开始解剖至胸大肌的尾侧边缘。如图13.9所示，继续解剖至肌肉深层，尽可能切除所有包膜组织。

如果有先前的腺体下假体，则推荐进行假体移除及全包膜切除术，并且通常通过添加或不添加脱细胞真皮基质作为胸肌延伸改变位置。图13.10是一例有4次复发性包膜挛缩的患者，采用包膜切除术治疗，用脱细胞真皮基质作为胸肌延伸，随访1年后患者的乳房完全柔软。

脱细胞真皮基质插入和缝合方法如前面"伸展畸形、褶皱和波纹"部分所述。

13.2.2　特殊技术

包膜皮瓣：新胸大肌下囊腔

背景

包膜皮瓣或新胸大肌下囊腔是乳房修复手术的有效工具，是所有整形外科医生的外科手术技术的一部分。可用于在肌肉下位置进行过假体隆乳的患者，并且对于假体内侧错位（并乳）、乳房下皱襞或侧位错位的患者最有帮助。在先前乳房包膜的表面或上部及胸大肌下面制备新的空间，使包膜塌陷，将新的假体插入这个新的未用的胸大肌下囊腔中。

切口设计

先前的切口如果是乳晕或新的乳房下皱襞可以在先前的瘢痕处做椭圆形切口。同样，至少7 cm的切口长度对于充分的可视化操作是必要的。

手术方法

如前所述，只要技术上可行，最好将先前的假体保持在原位。使用Bovie扩张器在前包膜表面进行分离。然后借助双头牵开器提升皮下空间。在到达胸大肌下缘时，在包膜表面和肌肉下方做新的解剖平面。用湿润的Ray-Tec海绵向下推包膜和下面的假体，并用烧灼器在混合凝固模式中用压力轻触解剖平面，以助于形成组织平面。采用充分的可视化内侧和外侧来回旋转操作，带灯的牵开器在此时是至关重要的。在到达假体的顶部时，在乳房下皱襞附近进行包膜切除并移除假体。如果怀疑凝胶假体破裂，术前放置大的OpSite或Ioban黏性敷料，以避免硅胶与皮肤接触。

然后用Alice钳钳夹肌肉边缘，并且在头侧完成新囊腔制备。注意不要过度解剖新囊腔，特别是如果要放置新形状且带纹理的假体。在乳房下皱襞处切除多余的包膜以使包膜紧贴

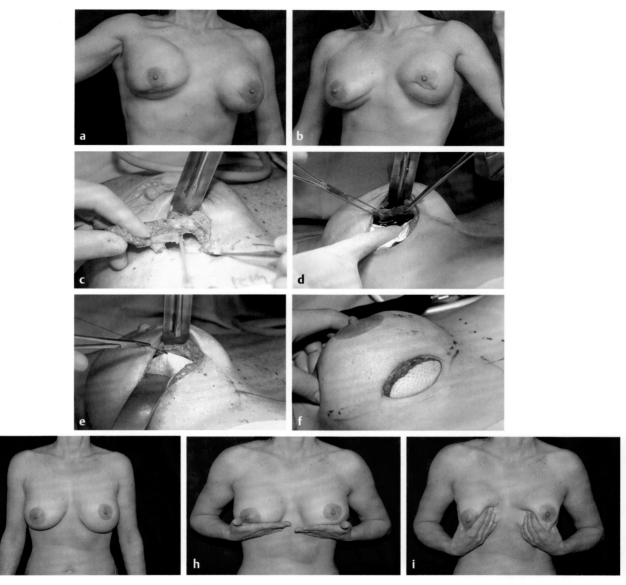

图 13.10 该患者有4次复发性包膜挛缩。患者想尝试另一位外科医生的方法，即包膜切除和应用类固醇，但得到了更糟糕的结果。我们用 Strattice 脱细胞真皮基质作为胸肌延伸，进行了双侧完全包膜切除，对其进行修复。Strattice 覆盖了乳房囊腔的整个下极。a、b. 患者术前有严重的动态畸形伴严重复发性包膜挛缩。c ~ f. 包膜切除术后，用2-0 PDS 可吸收缝线缝合插入的 Strattice 脱细胞真皮基质。g ~ i. 患者术后14个月随访结果。我将乳房和乳头重新固定6 ~ 12个月，以避免阻断乳头的血供，因为乳头通常是在非常薄的皮瓣上

胸部，同时使多余或额外的组织最小化。然后将假体置入并定位在新的部分肌肉下囊腔中以及先前的前部包膜的上方。

缺点

早期的包膜切除术和假体移除使得外科解剖很难进行。与凝固模式相比，使用电流切

割将增加意外切除包膜的可能，如果存在破裂的假体，则明显影响手术过程的简易性。早期过度分离新空间将不能达到使假体保持在适当位置以及避免进一步错位的手术目的和力量。如果存在严重的包膜收缩或钙化，则不应执行此手术过程，并应切除包膜。

要点

这是需要学习和应用的非常强大的手术方法。更先进的技术包括旋转皮瓣进行覆盖，并使用后包膜或仅使用部分包膜以确定内侧或外侧边缘而不是提升整个包膜表面。如果假体位于腺体下的空间，则可以保留一部分包膜用于覆盖，但是使用包膜皮瓣或新的胸大肌下囊腔技术可以制备全新的肌肉下囊腔。

视频 13.1 描述了当前的假体包膜，具有典型的有光泽的包膜表面。视频 13.2 显示了从假体包膜的浅面剥离的新建囊腔仍然保留在胸大肌下方。然后该视频进入两个空间。新的前包膜皮瓣向下与后包膜和胸壁缝合，同时新假体置于该前包膜上方并回到胸大肌下方。对于前面具有良好软组织厚度的患者，这是一种有助于矫正假体错位的有力工具。对于非常瘦的患者，可以使用后包膜皮瓣（将在本章末进行详述）。

腺体下覆盖治疗褶皱和波纹

如果患者不接受肌肉下假体，或先前手术后无肌肉或有先天性肌肉缺失，则采用一些替代方案。该技术可能不会像胸肌延伸、重建技术那样产生显著的改善，但患者术后仍有改善。使用具有更大填充体积的假体为减少假体褶皱的发生可以提供一些优势。此外，手术支架或脱细胞真皮基质可以在胸肌前或包膜内插入，在一定张力下缝合到胸壁，以使假体通过脱细胞真皮基质材料时褶皱不明显，而不是覆盖物仅通过其材料本身的厚度和屏障发挥作用。在这些情况下，8 cm × 16 cm 或更大的材料片可以垂直定位在假体上。乳房的内侧面通常是最薄的，因此材料可以放置得更内侧以最大化覆盖，这可能因患者而异。

缺点

没有足够的患者数据来支持这种手术方法，但该方法对于皮肤明显变薄的患者可能是有益的，因为该方法可以提供一些覆盖和改善。除自体组织转移或脂肪移植外，其他可选择的方法相对较少。单独的简单覆盖物可能无法提供足够的覆盖或改善。

优点

将脱细胞真皮基质固定在胸壁上以提供隆起的效果。在一定张力下引流并充分填充空间对于增加基质材料的黏附和整合以及血流重建非常重要。

13.3 错位

13.3.1 内侧错位/并乳

假体错位可能是隆乳后严重畸形发生的主要原因。错位可以发生在乳房丘的上方、下方、外侧或内侧。当错位发生于乳房丘的内侧时，有一个特殊的术语描述这种错位，即并乳（图13.11）。

　　并乳可以有多种严重程度。在最轻度的情况下，两个独立的假体囊腔得以保留，但一个或两个假体囊腔穿过中线（图13.12）。在更严重的情况下，胸骨前皮肤在中线篷起，在最严重的情况下，左右乳房两个假体共用一个共同的囊腔（图13.13）。

　　薄而弹性减弱的组织使患者面临发生并乳的风险。即使是轻度形式的漏斗胸也可以通过允许由肋骨角度和力量引起的被动内侧移动而显著增加并乳发生的风险。从外科医生的角度，过度的内侧分离或分离胸大肌起点可能会造成这种并发症的发生。

　　已发表的基于组织的设计系统指出乳房假体相对于患者的乳房来说过大似乎更容易发

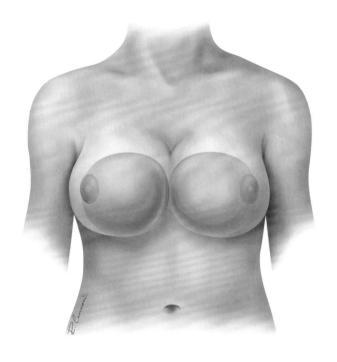

图13.11　患者假体双侧内侧错位，形成并乳

图13.12　a、b. 并乳常由外科医师对内侧肋骨和胸骨附着的胸大肌进行过度解剖而引起，从而引起假体向内侧移位，常发生包膜与包膜接触，并用包膜皮瓣进行单阶段矫正

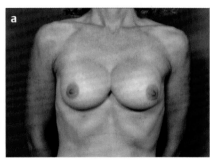
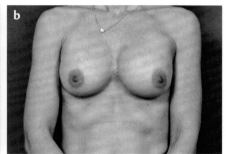

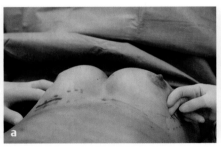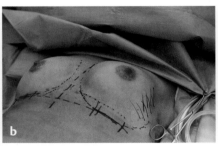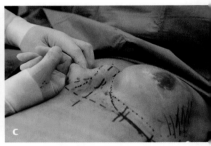

图 13.13　a～c. 患有严重并乳的患者在修复术中的情况。假体囊腔在胸骨上连通。图中标记显示对其并乳进行矫正。如图所示，重要的是矫正并将囊腔的内侧边缘设计在中线外侧至少 1.5 cm 处

生并乳的问题。并乳常与限制外科医生切口的可视化有关，如在小乳晕环境中的乳晕切口。

　　外科医生应该注意识别的是最严重的并乳病例经常伴随下部错位。治疗方法的选择取决于假体当前的和建议的囊腔位置（图 13.13b）。如果假体在腺体下，解决这个问题最方便的方式是转换到新的后胸大肌囊腔（如果伴有下部错位）或双平面（如果乳房下皱襞的组织夹捏厚度 >5 mm，且没有下部错位）。虽然可以选择无论是包膜切除术还是创建新的腺下囊腔，以允许假体留在腺体下囊腔中，但将一个假体位置转换到胸大肌后囊腔具有易用、耐久、可预测性，已经成为常见的选择。

　　如果假体置于肌肉下，可以选择仍然在肌肉下或创建一个新的腺体下囊腔。虽然转换到腺体下囊腔是诱人的方法，但外科医生应该提醒自己胸大肌下囊腔有无数优势，特别是对于患有并乳的患者，因为这些患者经常很瘦并且受益于组织覆盖，同时因为肌肉可能原则上几乎不再附着在胸骨上。

　　如果要选择将假体移到腺体下位置，应该注意留下非常宽的内乳距离。因为如果存在肌肉下并乳，那么肌肉原则上几乎不再附着在胸骨的外侧边缘上。除非在胸骨的侧面停止解剖分离，否则可能会发现新的腺体下囊腔最终与肌肉下的囊腔相连通，从而发生并乳。

　　通常要将肌肉下并乳保持在肌肉下，需要重点考虑组织覆盖，可以通过将假体留在现有的囊腔中，用包膜缝合术封闭其内侧范围，也可通过在前包膜壁和覆盖的乳房/肌肉组织之间创建一个全新的囊腔，被称为新胸大肌下囊腔。

　　对于并乳的患者，很难进行包膜缝合术，因为前后包膜壁都非常薄并覆盖在胸骨上，这是修复必须增强的区域。覆盖在胸骨本身上的包膜特别薄，并且与覆盖肋软骨的包膜不同，胸骨太厚，针不能穿过。包膜缝合术还要求将缝合线放置在精确、规范的位置，以创建一个平滑和准确的边缘，但这在组织很薄或厚薄不一致时很难做到。

　　另外，新建囊腔是一个位于肌肉和腺体后面新的囊腔，但在旧包膜的前面，其边缘由包膜和其之上覆盖的组织之间的致密粘连界定。囊腔的光滑度和范围仅通过外科医生的解剖创建。用缝合线消除旧的包膜空间，但缝合可以不规则地间隔进行，允许外科医生选择

组织质量最佳的位置。

因为边缘不是由多根缝合线界定的，所以在手术后看到的褶皱较少，并且通常会更快取得更好的结果，可能是因为敏感胸部组织周围的缝线较少，再次出现不适反应也较少。

对于极度瘦弱的患者，偶尔有真皮覆盖在包膜上，无法用患者的后包膜新建胸大肌下囊腔（图13.14）。该技术可以有效用于内侧和外侧错位畸形。在内部标记理想的新囊腔边缘，在这个新的囊腔边缘内侧3～4 cm处做垂直切口，该切口在乳房顶点内侧呈圆锥形。将包膜用3-0可吸收材料缝合，将其覆盖在前包膜上，这具有可以进一步使前表面增厚的独特优势。此外，可以使用手术支架或脱细胞真皮进一步增厚和加强这种修复，并用2-0可吸收缝合线进行缝合。过去15年来，我们在300多例患者中使用了后包膜，与新囊腔类似，后包膜修复非常强，可以进一步支持修复，并有可能打破修复周期（图13.15和图13.16）。

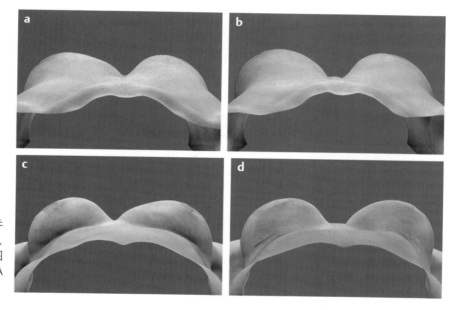

图13.14 左侧单侧并乳术前和术后1年。a、b.俯视图。c、d.仰视图（Canfield公司VECTRA成像仪）

13.3.2 切口设计

并乳可以发生在经腋下、经脐、经乳晕和乳房下皱襞切口假体植入后。用新胸大肌下囊腔治疗并乳时，尚未见经肚脐切口的应用。如果先前的切口是乳房下皱襞切口，经常会再次使用该切口。不能再次使用该切口的一个明显情况是当旧的乳房下皱襞切口太低，不可能用它来创建一个乳头到乳房下皱襞距离比其位置短的新胸大肌下囊腔。

如果先前的切口是乳晕切口，并且乳晕具有足够的直径以允许良好的可视化和创建入路，那么可以继续使用。总体而言，用较大的乳晕切口手术是简单的，因为外科医生可以

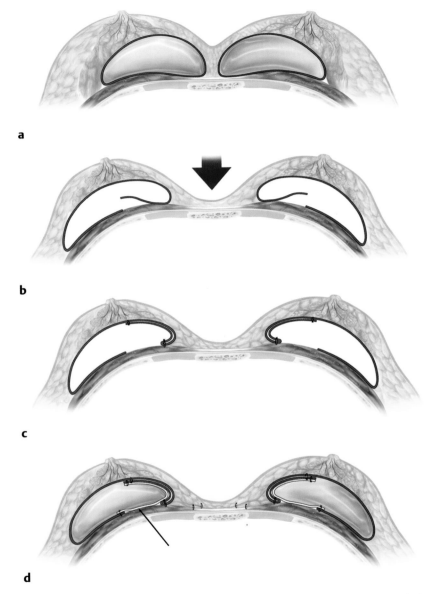

a

b

c

d

图 13.15　a ～ d. 后包膜皮瓣错位修复。将后包膜皮瓣从胸壁上掀起并用 2-0 或 3-0 缝合线固定到位以完成所需的新囊腔。

"从山顶"进行解剖，俯视时具有出色的可视性并且靠近囊腔的最远边缘。然而，最近的证据通过乳头和导管的细菌培养发现当使用乳晕切口时，可能增加生物膜形成和包膜挛缩的风险。尽管乳房下皱襞切口总是可扩大的，但有时很难查看假体的"赤道部位"（在这种情况下，将假体尽可能长时间留在适当位置以对抗张力，然后将其移除，并且在没有假体的情况下继续进行解剖，或者可以使用小的凝胶或盐水尺寸器）。以并乳为例，在这种情况下

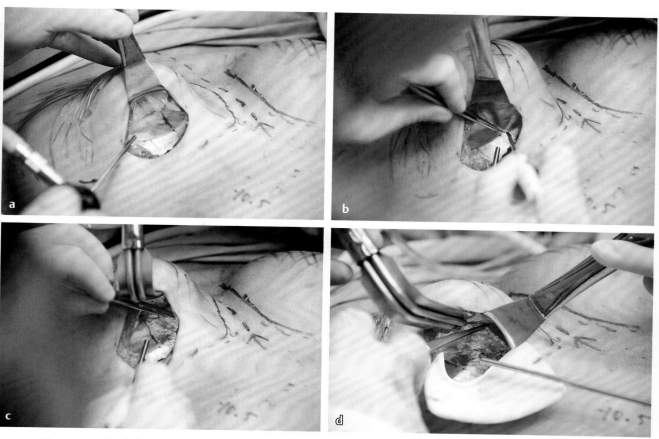

图 13.16　后包膜皮瓣。每位整形外科医生都会发现在错位修复中，被包裹的包膜缝合线不能保持乳房假体的位置，并且对于需要囊腔分离的乳房修复患者，被包裹的包膜缝合线也不能可靠地保持假体的位置。有并乳畸形的患者通常具有假体内侧错位、内侧前部皮肤明显变薄以及内侧下皱襞错位三联征。外科医生会尝试进行包膜缝合术或新建胸大肌下囊腔进行修复；然而，新建囊腔会使前部皮肤进一步变薄，因为这些皮肤通常是包膜上的真皮，皮肤变薄使得包膜缝合术不能长期保持。a. 开始修复时，通常在距离中线 1.5 cm 处标记所需的内侧边缘。标记后包膜皮瓣，使其在所需边界的侧面约 4 cm 处向上倾斜至胸骨切口，类似于"曲棍球棒"。b、c. 与前包膜相比，使用后包膜的好处类似于新建囊腔；囊腔的新创边缘很强，可以抵抗假体和乳房施加的力量；它实际上会使组织变厚，使前部皮肤皮瓣的厚度增加，而不是变薄；为脂肪移植创造了一个潜在的囊腔；并且还创建了血管化的下表面，其整合了脱细胞真皮基质和支架，优于简单地将支架放置在包膜表面上。b. 使用 Bovie 扩张器从前到后掀起皮瓣。整个包膜起于肋间筋膜，部分位于第 4 肋骨下方的骨膜，呈小三角形，由于其与肋骨紧密附着，需要将其掀起并单独缝合。这不是一个大问题，因为之后将用支架进一步加强皮瓣。这是一种无血且快速的解剖术，但必须注意不要破坏肋间肌。c. 仅继续掀起皮瓣至所需的新建内侧边缘。通过之前的标记很容易进行解剖并重建缺损部位。对于假体侧向错位，在侧面的分离比内侧更容易。d、e. 皮瓣已经掀起至新建囊腔的准确边缘。在皮瓣掀起前或掀起至此点时，如果并乳畸形的包膜已经穿过中线，可以用 3-0 Monocryl 可吸收缝线将包膜与自身缝合，并用强度设置为 60 的单极镊进行热凝。d. 然后将皮瓣的游离边缘与前部皮肤缝合，有效地使前部包膜的厚度加倍

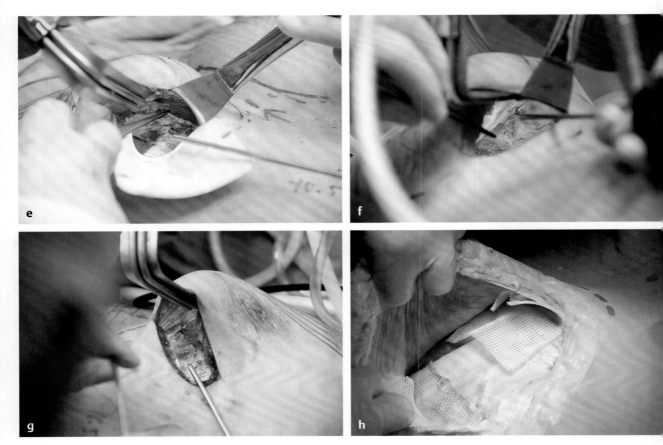

图 13.16（续） f、g. 再将后包膜皮瓣缝合到前表面。可以放置一个小尺寸器以显示标记的前包膜的位置和下侧，或者将后包膜皮瓣简单地在轻度张力下放置。在组织非常薄的情况下，使用 2-0 Vicryl 缝合线或偶尔使用 3-0 Vicryl 缝合线进行缝合。也可以使用 3-0 Monoderm Quill、Stratafix 或 V-lock 缝合线连续缝合。缝合后可以创造一个新的更强的边缘。在我们的临床实践中，超过 20% 的乳房得到修复，同时我几乎总是在此时使用支架或脱细胞真皮基质来加强包膜修复，而不是单独依靠包膜组织来支撑装置，特别是外侧支撑。h. 将皮瓣缝合到位后，可放置脱细胞真皮基质或支架以进一步支持修复。如解剖所示，可以使用支架或脱细胞真皮基质。对于并乳患者，将仍在胸部上的后包膜的外侧部稍微提升，以使外科医生提供一个容易缝合的更强的边缘。通常将 7～8 cm 高和 10～12 cm 宽的长方形支架模板化并切割后置于三联抗生素液中，然后缝合到位。我们在基部开始侧向将支架缝合到包膜的外侧部分，然后缝合前部使其与后部包膜稍微重叠。我还在内侧囊腔的底部深处进行缝合。包膜之间层不需要缝合，该手术过程后，我们对患者进行超声检查，发现在该平面中没有液体聚集。根据组织厚度或使用的连续倒刺缝合线，我们使用 2-0 PDS 或 3-0 可吸收缝合线缝合支架。现在有一个非常强且厚的加固边缘，根据我们将该技术应用于 300 多例患者的经验，该边缘不会失效。我将新假体集中在囊腔中，通常也存在外侧错位，必要时将应用完全相同的皮瓣，进行侧向支撑。对于外侧错位，内侧囊腔通常分离不足，需要再次仔细地解剖内侧包膜，在内侧囊腔调整后，使假体集中在囊腔中。基于组织设计的选择系统新建的新囊腔应该能反映新的假体宽度

描述的方法也适用于应用新胸大肌下囊腔治疗假体下侧和外侧错位。

13.3.3 分离

手术器械

主要手术器械包括双头牵开器、长头电凝器和用于回收假体和（或）包膜的压板牵开器。

标记

目标是重建乳房的自然边缘。偶尔这些边缘被看作是覆盖错位假体的"双囊腔"。更常见的情况是这些边缘完全扭曲。因此，外科医生用两种方法来确定标记：胸骨和整个乳房下皱襞从胸骨到乳房外侧缘适合于所选假体的位置。

一旦确定了新的假体尺寸（参见假体选择部分），对于200 mL、300 mL、400 mL假体，乳房下皱襞应分别标记在距离乳头7 cm、8 cm和9 cm的位置。这些线应该绘制到乳房上，与乳房外侧边缘相连，并位于最外侧胸骨边缘的中央。重要的是宁可创建过宽的乳房间距离或乳沟，以确保足够的胸骨前皮肤并矫正畸形。一般的原则是距离中线1.5 cm创建大约3.0 cm的乳房间距离。对于单侧错位，最好尝试与对侧匹配。标记侧面胸骨边缘的每个间隙，并确保计划的乳房下皱襞不比它窄。尽管过大的假体尺寸至少部分导致了畸形的发生，并且较大的假体对任何并乳都施加了应力，但许多并乳患者要求保持较大的假体。作为一名外科医生，对假体尺寸保持坚定的判断非常重要，可为患者提供持久畸形矫正的最佳机会。外科医生应使用更狭窄的假体并打开侧面囊腔以使假体居于乳房中央。为了保持体积，可以考虑应用高突假体，不会对修复施加破坏应力。

手术方法

可以做乳晕或乳房下皱襞切口。通过软组织到假体包膜进行解剖，并且在前包膜壁和薄乳腺实质之间进行解剖，正如进行前包膜切除术一样。当包膜很薄时，解剖会更困难，这通常是并乳囊腔扩大的情况，而不是囊腔收缩的情况，囊腔收缩时包膜通常很厚。注意不要在包膜中进行更大的意外切割或撕裂。较小的撕裂是可接受的，事实上，这为缝合过程的可视化提供了机会，以便于将包膜向下固定到后壁并且还允许从塌陷空间引流液体。

在乳房下部区域解剖很容易，其中腺体位于包膜前部。当向上行进，在肌肉下方开始解剖时，解剖通常会变得更加困难（图13.17）。与在腺体下方的区域相比，包膜通常变得明显更薄并且更加黏附于肌肉。放慢速度，重新定位牵开器并充分利用对抗张力。不要烧灼弓形纤维，而是沿着包膜本身缓慢烧灼，这将有助于掀起包膜上的完整肌肉。如果证明不能留在此平面，且为了不损伤肌肉或包膜，则可以进行长水平方向包膜切除，从而允许假体的较低部分位于新胸大肌下囊腔中，假体的上部位于旧的囊腔内（图13.18）。

所有解剖都要在所需的囊腔界限中止，可以考虑在稍后扩大囊腔，以便轻松准确地进

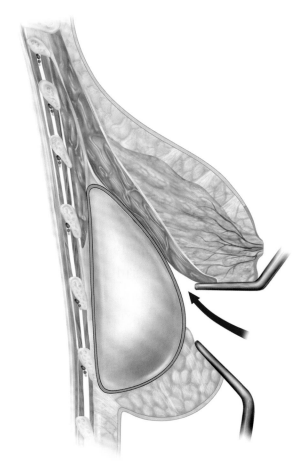

图 13.17　分离开始时与包膜切除术相同。唯一的区别如图 13.18所示，解剖是有意不完整的

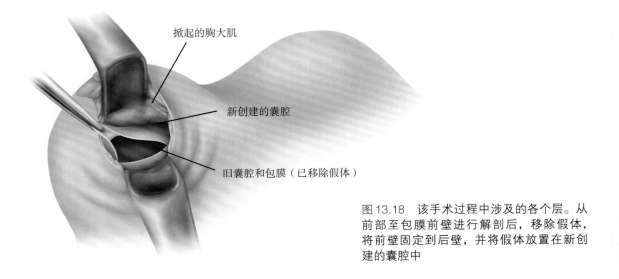

掀起的胸大肌

新创建的囊腔

旧囊腔和包膜（已移除假体）

图 13.18　该手术过程中涉及的各个层。从前部至包膜前壁进行解剖后，移除假体，将前壁固定到后壁，并将假体放置在新创建的囊腔中

行操作（图 13.19 和图 13.20）。需要重点注意的是，操作时很容易超过新的所需的囊腔尺寸，并再次形成畸形。

然后进行足够大小的包膜切开术以去除假体。计划在包膜内的相邻孔周围进行包膜切

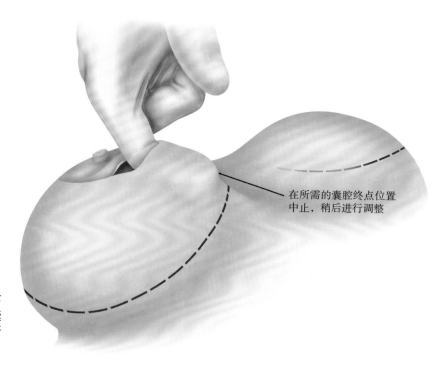

在所需的囊腔终点位置中止，稍后进行调整

图 13.19 新胸大肌下囊腔是制作一个较小囊腔的过程。虚线表示新囊腔的边缘

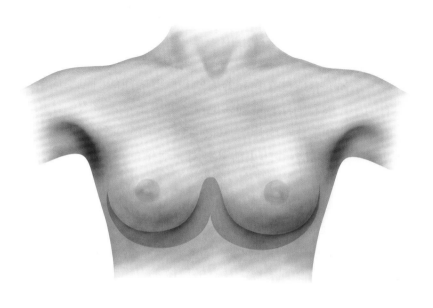

图 13.20 淡紫色阴影区域代表在用新胸大肌下囊腔修复前假体内侧和下侧错位的位置。这些地区现在已经塌陷并消失

开术，或者在对任何区域的囊腔都有良好可视化的位置，即想要置入缝合线将前包膜缝合到后壁，以清除旧的囊腔的区域（图13.21）。很容易将光滑的假体移除，但如果它是一种侵略性的毛面假体，在移除时要小心，因为在移除过程中，黏附在假体上面的包膜会破坏解剖良好的包膜。

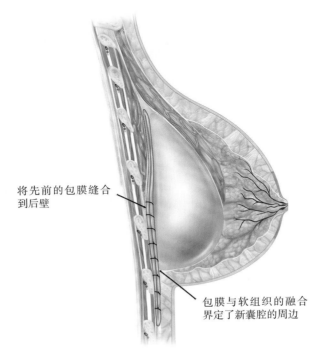

将先前的包膜缝合到后壁

包膜与软组织的融合界定了新囊腔的周边

图13.21　在图13.19中所示患者的矢状图显示了新胸大肌下囊腔如何矫正下侧错位。解剖在新囊腔所需的下方位置停止。包膜与组织的致密融合可以保持解剖的安全。在组织变弱的情况下，可以在该位置使用脱细胞真皮基质如Strattice作为覆盖物进行加固，脱细胞真皮基质也可以用作从胸大肌的尾侧边缘到乳房下皱襞的桥梁，如本章"动态畸形"所述

　　将一系列缝合线缝在囊腔的前壁和后壁之间的旧包膜内。虽然假体对包膜顶部的压力确实有助于压缩和消除该空间，但由于胸骨上不再植入假体，没有任何东西可以按压旧包膜，因此皮肤会平放在胸骨上。即使将假体向下推到包膜上，缝合线也可以帮助消除空间，防止皮下积液形成，并防止前壁相对于后壁的剪切力，这可能使囊腔移动以及假体本身移动。

　　在缝合这些缝合线之前，应该采用一些方法来"处理"包膜表面，例如用清洁棉片擦拭包膜，用电凝器烧灼或Plasmajet使包膜干燥。旧的空间也应该用抗生素冲洗进行充分灌溉，以减少旧的包膜空间中的病原体污染新假体囊腔的可能性。

　　在新囊腔没有像旧囊腔一样宽的区域（内侧或下方有并乳，图13.22）时，缝合线必须放在旧囊腔内。但是在前壁上有解剖的区域，缝合线可以放置在前壁外部，连接下面的后

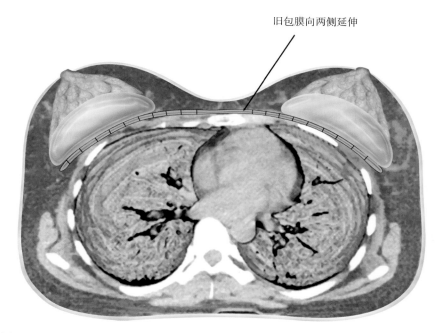

图 13.22　腹部的轴向视图显示新胸大肌下囊腔以治疗并乳。囊腔的内侧过度延伸收缩，前壁和后壁缝合在一起。前部包膜的内侧和外侧延伸限制了新囊腔的内侧和外侧边缘

包膜。与缝合线必须放置在特定位置的包膜缝合术不同，该缝合线随机分开放置，直到外科医生确定前壁和后壁之间有牢固融合，形成新包膜后壁的稳定支撑。

　　在另一侧重复这一过程，然后放置假体尺寸器。理想情况下，囊腔没有完全解剖。使用压板牵开器移动假体，用电凝器进行小而精确的增量式扩大，直到形成最小的囊腔以容纳假体。非常少量的解剖就可以在囊腔中产生大的位移。因此，应进行尽可能小的增量调整。

　　此时另外一个可选的方法是用脱细胞真皮基质，例如 Strattice（真皮）修复。如果已经通过初步分离出现多次撕裂，或者已放置的缝线可证明组织非常薄并脆弱，或者如果新囊腔被意外过度解剖，缝合一条 Strattice 可能是有用的。

　　放置引流管，用 Adams（酒精消毒液）溶液冲洗囊腔，更换手套，放置假体，缝合切口。

　　对于组织极薄的患者，特别是真皮在包膜上，应考虑使用后包膜。标记内部囊腔边缘，在后包膜侧向做 4 cm 垂直切口。使用 Bovie 扩张器在电凝模式下掀起后包膜至内侧囊腔标记处。使用 3-0 可吸收缝线将前面提到的后包膜固定到前包膜表面上。掀起外侧后包膜的边缘以进行缝合，通常将 8 cm×10 cm 的部分从残留的后包膜侧向缝合到位，并覆盖前面提到的后包膜的下面，将其作为沟槽支撑固定到前表面（图 13.14 和图 13.15）。

缺点

　　虽然其本身并不是一个缺点，但是一种少见的且难处理的问题是一些患者想要植入一个过大假体，而这种假体可能会影响成功矫正。如果假体太小，患者可能会感到失望，如

果并乳复发，他们肯定也会感到失望。必须在术前对此进行讨论，以提高患者的满意度。

一些患内侧下端并乳的女性在成功矫正后其大量过多的、呈网状的皮肤显露出来。虽然手术需要解决的问题可能已得到矫正，但由于其位置，即使有大量瘢痕，也并不是不可能矫正，这种对皮肤过多的治疗也是非常困难的。在可预见的情况下，提高对皮肤过多矫正的可能性将是外科医生的经验。

如果没有将前壁固定到后壁，相对于后壁，假体在新的前包膜囊腔中的重量会使前壁向下剪切，从而使前壁相对于后壁有向头侧推进的趋势，从而意外升高乳房下皱襞。

如果没有在前壁留下开口，可能会导致液体无法流出或在旧空间内形成皮下积液。

如果出现以下任何一种情况，新胸大肌下囊腔可能无法修复并乳：假体太大从而拉伸组织再次造成畸形；新囊腔本身被过度分离；包膜在其与上覆的软组织的融合点处撕裂；或者包膜本身沿着旧的前壁大幅度撕裂，从而允许整个囊腔移动。通常这种情况不会发生，因为包膜组织足够坚固。如果怀疑包膜组织可能太弱而无法支撑新胸大肌下囊腔的边缘，需要考虑获得患者同意使用手术支架或脱细胞真皮基质覆盖囊腔的内侧和（或）下侧边缘，并在术中做出最终决定。

优点

这不是"修复"，而是创造一个新的囊腔，其边界由包膜和覆盖的腺体/肌肉之间的紧密黏附来确定。一旦过度解剖分离，就很难缝合并获得单独融合所提供的力量。此外，一旦假体被移除，并且将前壁缝合到后壁，用于引导解剖的外部皮肤标记通常会在位置上发生变化。在囊腔被消除后，不做过多解剖并返回原位，用尺寸器在适当的位置完成囊腔。

当解剖分离时，不要担心包膜发生小的撕裂，因为可以将这些作为空气和液体流出旧包膜的空间。也可以在放置缝线时使用这些撕裂空间来观察后壁，而不是将缝合线穿过前包膜放置并盲目地咬住后壁。事实上，创建额外的 3 mm 或 4 mm "小型包膜切开术"是有用的，这样可以更安全地放置缝合线并牢固地进行缝合。

13.3.4 囊腔制备

假体选择注意事项

许多患者出现问题，是因为他们的乳房假体超过了他们的组织可以支撑的重量和尺寸。除非存在明显的过度解剖分离并且假体尺寸适合患者，否则应减小假体的尺寸。在理想情况下，需要回看原始的术前测量记录，为患者确定理想的假体大小。如果没有术前测量记录，就需要在术中确定假体的大小。许多患有并乳的患者甚至对外科医生施加压力，要求放置足够大的假体，这减少了复发修复的可能性。外科医生必须坚持要求这些患者不要对自身薄弱的组织施压，并且除非患者接受外科医生认为最适合的能降低复发机会的假体大小，否则不能进行手术。

可以使用光滑和毛面假体。光滑假体具有易于插入和较少有可触知的褶皱的优点，但是具有侵袭性的毛面假体可能更容易保留在适当的位置而不会移到位置之外。关于此观点目前没有达成共识。

13.3.5　缝合

深层用可吸收缝合线连续缝合，其余层根据外科医生的偏好进行缝合。

13.4　乳房下皱襞错位

13.4.1　切口设计

虽然可以使用先前的垂直切口或现有瘢痕，但与其他乳房修复过程类似，大多数患者偏好选择乳房下入路。通常需要至少7 cm长的切口以便于暴露并很好地进行手术，特别是在使用了脱细胞真皮基质时（图13.1）。

定义

乳房下极的伸展畸形使乳房出现"下沉"外观，定义为术后乳头到乳房下皱襞的距离较术前增加，乳房下皱襞仍然保持在初次手术的准确位置（图13.2）。

这与当假体下降到术前或在第一次手术时设定的初始乳房下皱襞时发生的乳房下皱襞错位不同。这确实导致新的乳头到乳房下皱襞的距离增加；然而，乳房附着在胸壁上的反折处已经下降，如果先前使用过乳房下皱襞入路，乳房下皱襞瘢痕会在乳房的下极往上缩（图13.23和图13.24）。伸展畸形和下皱襞错位都使乳房呈现"下沉"外观。

在确定畸形的确切性质和这些关键关系之后，进行切口设计，在乳房下皱襞选择最终切口。新的假体尺寸和形状也可能在新的乳房下皱襞位置中发挥作用。假体尺寸范围和与理想乳头到乳房下皱襞距离的关系已经确定。

如果计划进行皮肤切除，则需要最小长度为7 cm或更长的切口。术中确认皮肤处于最大伸展状态（图13.1）。

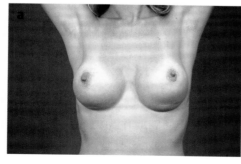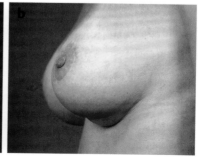

图13.23　a、b. 当患者的假体下降到低于真实的乳房下皱襞时，则形成了真正的乳房下皱襞错位。除非患有乳房下级的伸展畸形、上腹壁被募集并抬起（如图中患者的左乳房），否则乳头到乳房下皱襞的距离应是相同的

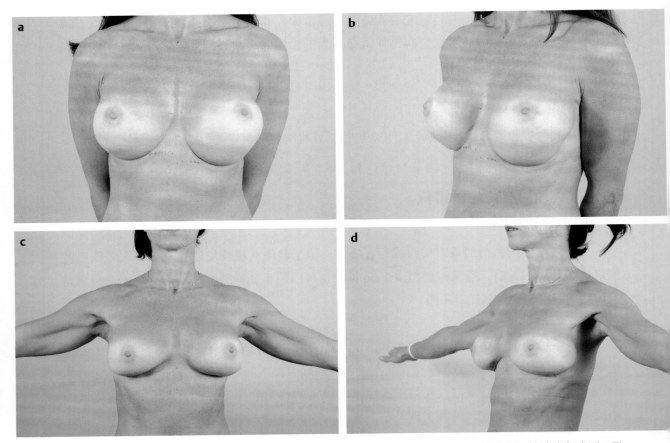

图 13.24　另外一例乳房下皱襞错位的患者。a、b. 患者的术前畸形。c、d. 双侧乳房下皱襞修复术后6周（手术方法如本章所述）。患者先前两次应用支架支持失败后进行双侧乳房下皱襞修复

13.4.2　初步分离

手术器械

建议在此过程中使用5种专用手术器械，包括双头乳房牵开器、假体压板牵开器、具有排烟功能的光纤无齿带照明灯牵开器、单极手动切换电凝器以及良好的顶部照明或光纤头灯（如前所述）。

标记

在先前乳房下皱襞的位置或基于新假体与乳房下皱襞测量确定的理想计划位置做切口（图13.4a）。

切口长度

切口长度在某种程度上取决于假体的样式和大小。然而，对于这些修复过程，特别是当使用支架或脱细胞真皮基质作为支撑、加固或作为内部吊架或吊带时，可以将该过程比作通过"邮件槽"操作。可见度越好，技术越简单且越有效（图13.5a）。

手术方法

做皮肤切口并用电凝器通过真皮进行初步分离，对遇到的血管包括穿支血管进行烧灼。接下来，将假体留在原来的位置，将解剖向下移至浅表乳房包膜，并确定错位囊腔的下部范围（图13.25）。

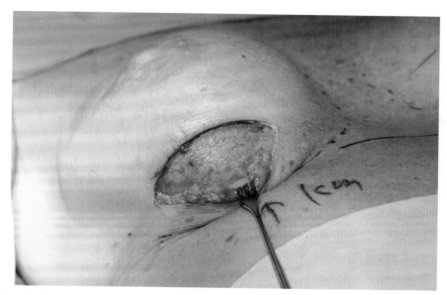

图13.25　将假体留在原位并在包膜上方解剖可以促进初始分离。一旦确定了多余的包膜，就将其切除，并将上腹部皮瓣缝合回胸壁

缺点

在解决并发症和进行乳房修复过程中，尝试矫正一个问题时可能产生新的问题或畸形，这是很常见的情况，例如在矫正包膜挛缩时产生了乳房下皱襞错位。外科医生必须认真对待细节以避免这些问题发生。因此，尽一切可能避免这些患者接受另一次修复是非常重要的。修复具有非常高的复发率，特别是修复乳房下皱襞错位时，因此用脱细胞真皮基质加强软组织并且对细节细致关注可能是非常关键的。

注意在手术室预备区准确为患者做好标记，然后在开始手术前确认这些标记。在患者仰卧位时向下推动假体以确定下皱襞错位畸形的最大限度。

优点

尽可能长时间地将假体保持在原位可以极大地促进包膜分离，在分离以确定胸大肌以及下降到乳房下皱襞的多余包膜的情况也是如此。此外，应用压板牵开器有助于初步分离。

13.4.3　囊腔制备和包膜皮瓣解剖

手动向头侧移位假体，确定下皱襞新修复的或计划位置的近似水平进行包膜切开术。

包膜的游离边缘保持完整，并且切除乳房下皱襞下方的多余下部包膜以提供新鲜的原始组织。

可以让患者处于直立或部分直立位、假体或试验假体就位的情况下评估乳房下皱襞的新位置，内部用亚甲蓝和22号针标记乳房下皱襞。

如果患者同时发生包膜挛缩或钙化，或由外科医生自行决定，可将前部包膜切除至胸大肌的下缘。如果这样做，应该考虑应用脱细胞真皮基质进一步确定并支撑乳房下皱襞，并且减少支持装置的重量以减少未来可能发生的伸展畸形，此外还为通常变薄的乳房下极提供额外的覆盖。如果没有包膜挛缩的证据，可以在囊腔的顶部进行包膜切开术，并且用血管化的包膜作为假体的附加支撑层。然后在包膜浅表进行分离至胸大肌下缘，将脱细胞真皮基质缝合到肌肉边缘，这与在乳房重建中使用该材料类似（图13.26和图13.27）。

缺点

可能很难正确确定新的"理想"乳房下皱襞的位置，需要多次尝试才能确定此位置。包膜切开术和包膜切除术可能在不正确的水平进行，留下太多的冗余（不是问题）或短缺（即没有留下足够的包膜来重新覆盖假体的下极）。最好留下较多包膜并使切开的包膜少于最初的估计，只需切除更多或重叠的组织，使其在悬吊在囊腔内。此外，所有的脱细胞真皮基质材料都具有不同的特性。例如，与Alloderm相比，Strattic更硬、弹性更小。因此，如果使用Strattic，不应过紧或过度矫正，外科医生应该在术中于患者坐位时观察最终结果和假体植入的位置（图13.28）。

优点

尝试使用亚甲蓝来标记，评估新的乳房下皱襞位置并重新确定折返处。将最终选定的

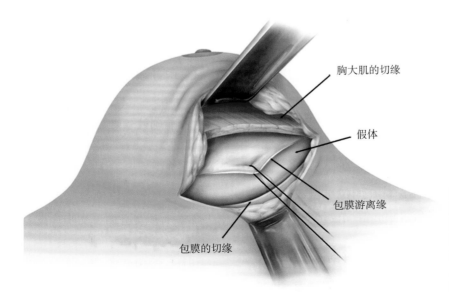

胸大肌的切缘

假体

包膜游离缘

包膜的切缘

图13.26 蓝色的多余包膜被分离并切除至胸大肌边缘水平。将支架或脱细胞真皮基质缝合到肌肉的游离边缘，覆盖在假体上，并固定到新的掀起的乳房下皱襞水平

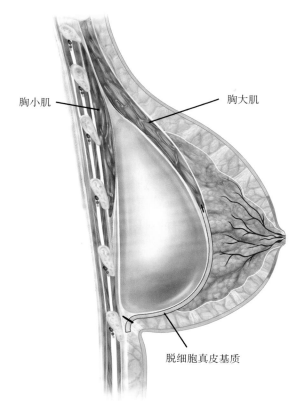

胸小肌

胸大肌

脱细胞真皮基质

图 13.27 脱细胞真皮基质在适当的位置以支撑从胸大肌边缘延伸的乳房下极

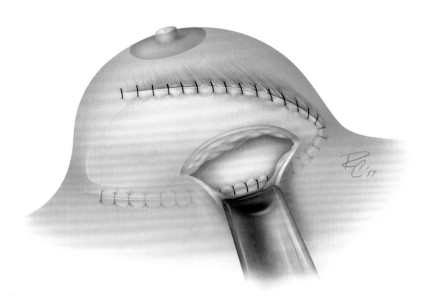

图 13.28 插入支架或脱细胞真皮基质，沿着胸大肌的前缘缝合并插入新的乳房下皱襞位置

假体或尺寸器放置到位并让患者坐起来以帮助确定新的"理想"乳房下皱襞位置。理想的乳头到乳房下皱襞的距离也可以在术前根据所选择的最终假体尺寸进行评估，特别是确定伸展时乳头到乳房下皱襞的距离。

13.4.4 包膜皮瓣和支撑材料插入

如果保留包膜为额外的支撑层，则在放置最终假体后将其插入新的乳房下皱襞位置。将手术支架或脱细胞真皮基质插入包膜皮瓣的表面，并进一步插入以支持新的乳房下皱襞。

然后，在先前下皱襞错位的区域中缝合原始冗余囊腔，有效地消除了先前的空间。再在引流管上方进行多层筋膜和皮肤缝合，引流管在切口侧面引出。最后，在最终缝合之前让患者直立位坐在手术台上以确保乳房下皱襞的对称性。

缺点

如果不使用试验假体或保护性装置，那么在将该材料沿着胸大肌边缘缝合到位时则可能发生弓状突出或过度绷紧，从而产生过度平坦的外观。根据所使用材料的具体类型，材料将发生最小拉伸。如果不加以保护并且在缝合时没有特别注意，也可能发生假体损坏。

优点

最好在距离切口尽可能远的地方通常是最内侧或最外侧插入支架或脱细胞真皮基质，将缝合线放置于内侧、中央，或外侧，然后进行间断缝合，或者外科医生可以从外侧开始并且向内侧进行缝合（图13.10e、f）。用双头Keith针进行新的倒钩缝合也有利于将材料插入，方便使其在内侧、中央和外侧固定。

13.4.5 缝合

可以在三层中进行标准的乳房下缝合，如前所述，用可吸收缝合线3-0 Vicryl连续或间断缝合浅表筋膜，接着用3-0 Monocryl缝线进行真皮下缝合，并用4-0 Monocryl进行皮下连续缝合。也可用新的2-0或3-0 Monoderm quill、V-Loc或Stratafix带刺缝合线在皮下进行连续双层缝合。

在愈合过程中，用Steri-Strip外科免缝胶带或提供上皮水合作用的无菌绷带凝胶条覆盖切口，同时可以使用防水屏障。

13.5 过度动态畸形

基于充分的理由，假体通常至少部分放置于胸大肌之后。更大的组织覆盖使得假体的边界变得模糊，使得乳房看起来和感觉没有明显增大。这在使假体的波纹变得模糊和减少包膜挛缩的发生率中是具有优势的，它可能有利于乳房X线检查。

　　但是，可以采用折中的办法。最令人讨厌的结果之一是过度动态畸形（图 13.29）。这对于非手术侧乳房也是普遍的，即随着手臂以及胸大肌的收缩而活动。一些运动是正常的，因此应该可以预料肌肉后面的增大。这种情况需要在术前让患者了解，如果他们可以接受这种折中的办法，他们应该选择使用这个囊腔。研究表明，通过充分的术前教育和准确的双平面手术，因动态畸形而进行再次手术是非常罕见的。

　　然而，在一些患者中，动态畸形可能是严重的并且扭曲的。通常很难确定确切的原因，可能是许多因素的组合引起的。沿着乳房下皱襞完整或不规则地切断胸大肌起源可导致下部扁平化及收缩和假体上外侧运动。分离胸骨上的胸大肌，甚至将乳房下皱襞内侧交界处上方的一或两个间隙与胸骨分离可导致假体过度的下侧移位。这些患者的胸大肌的尾侧切

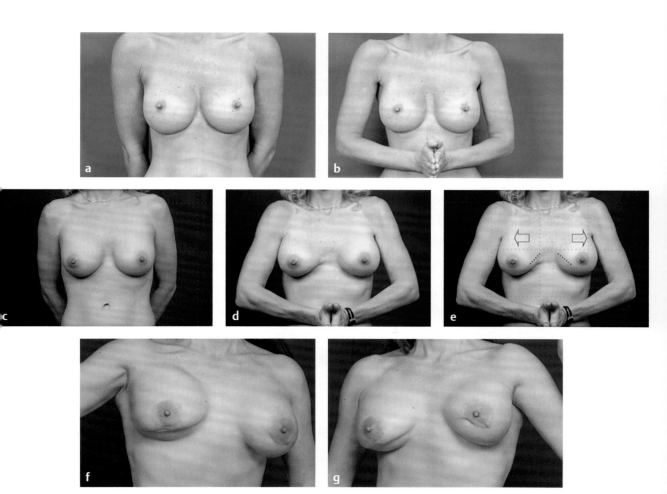

图 13.29　过度动态畸形可能存在各种严重程度。a、b. 该患者胸大肌充分舒张，并有最小量的乳内距离扩大。c～e. 该患者的胸肌舒张到"4 点钟"和"8 点钟"位置，但没有到胸骨的位置。当肌肉正确舒张时，其张力会从倾斜的改变为横向的舒张，并且患者不会因这种侧向运动而有太多抱怨。f、g. 该患者先前有 4 次手术。对于多次修复的患者，特别是那些瘦的患者，可以看出明显的过度动态畸形和凹陷畸形

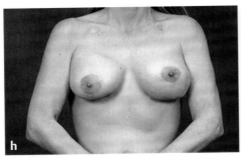
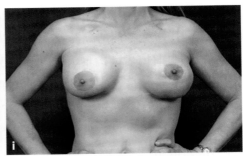
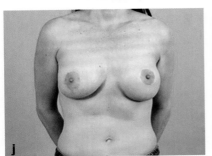
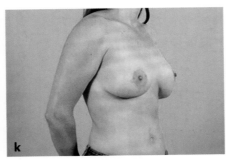
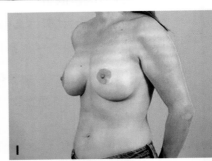

图13.29（续） 同样是该患者，使用脱细胞真皮基质Strattice作为胸肌延伸进行修复，在最大收缩（h、i）和静止（j～l）时可以扩散张力并使动态畸形的程度变得缓和

缘通常附着在腺体的下表面，导致乳房组织向内拉动并收缩，这是最严重的畸形之一。这种问题似乎被腺体和肌肉表面之间计划的或意外的过度分离所夸大，从而使得肌肉的下切缘更倾向于向上滑动，并在腺体的深面留下瘢痕，特别是在非常瘦的患者中（图13.30）。分离后肌肉与腺体结合的瘢痕不允许肌肉和乳房之间正常的少量滑动。在将腺体下假体转变为肌肉下假体之后，这个问题最为严重，因为整个肌肉表面黏附于腺体的深面并伴有瘢痕，从而阻止了肌肉和腺体之间的滑动。

尚不完全清楚的是，看似相同的手术可能导致一例患者出现明显的过度动态畸形，而另一例患者没有发生这种畸形，甚至在一侧乳房出现，而在另一侧没有出现动态畸形。看来在外科医生控制范围内，最重要的因素不是沿着胸骨外侧缘分离胸大肌并限制胸大肌和腺体之间的解剖。当然，对于非常瘦的患者，任何影响都更为显著，但一定还有其他尚未阐明的因素影响过度活动所致的畸形。

纠正过度动态畸形的最简单的方案是转换到腺体下囊腔。但如前所述，将假体保持在肌肉下囊腔中有许多优点。并且许多抱怨过度动态畸形的患者，其组织非常薄，因此使用肌肉下囊腔，这些患者的收益更多。在任何时候甚至是静息时，只有在强烈收缩状态下出现的畸形才是假体可见的更严重的畸形。

对于由沿着乳房下皱襞的强壮且完整的胸大肌起点而使得下内侧扁平化和假体上外侧移位，通常可以通过松解这些纤维来进行改善。但是如果已经松解了这些纤维，特别是如

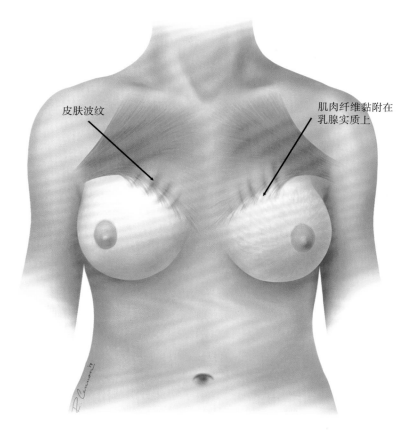

皮肤波纹

肌肉纤维黏附在
乳腺实质上

图 13.30　3个结构保持胸大肌下缘的位置：乳房下皱襞起点、胸骨起点以及胸大肌和上覆腺体之间的附着。通常选择松解乳房下皱襞起点，并且对肌肉和上覆腺体之间附着的轻微破坏通常是有选择性且有目的性的进行分离，以控制假体的双平面位置。但是，如果积极地分离这些纤维，或者如果患者曾经接受腺体下假体植入，则这些纤维不再能够保持在胸大肌的尾侧下缘。不应沿着胸骨外侧缘分离胸大肌起点。如该图所示，它导致胸大肌的尾侧边缘明显向上错位，以及内侧假体可见和牵引波纹出现

果肌肉黏附在上覆腺体上，则还需要做其他事情。使用脱细胞真皮基质桥接肌肉的尾侧边缘和乳房下皱襞是解决这些问题的有效方法。

13.5.1　切口设计

外科医生将需要较宽的入路来完成这项手术，因此除非患者有非常大的乳晕并且具有足够薄的乳腺实质以使外科医生有清晰的可视化手路，并可以沿着胸大肌的下缘和乳房下皱襞缝合支架或脱细胞真皮基质，否则使用乳房下皱襞手路。

13.5.2　解剖

长牵开器和长持针器对于此解剖过程至关重要。

标记

标记现有的乳房下皱襞。如果乳房下皱襞错位，应制订计划予以矫正。应尽一切努力触摸胸大肌的尾侧边缘，并沿边界画虚线以描绘其轮廓。通过让患者反复收缩和放松，外科医生应该能够确定胸大肌是否从胸骨收缩，以及向上收缩多远，并确定此空间，该空间应该在初次会诊期间确定，以便订购适当大小的脱细胞真皮基质（图13.31和图13.32）。在

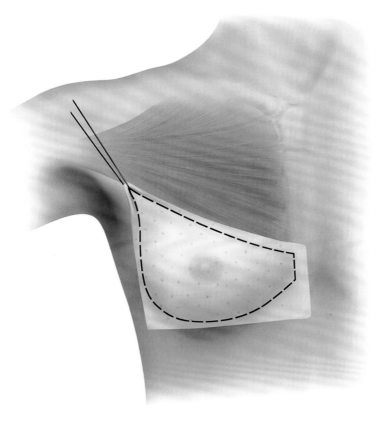

图13.31　梯形脱细胞真皮基质片覆盖在用虚线标记的缺损上。在该图中，有一个胸大肌从胸骨分离的空隙。如果肌肉更高，则沿胸骨会增加较长的垂直分量，如果胸大肌没有从胸骨上分开，则肌肉会在顶端与胸大肌相遇

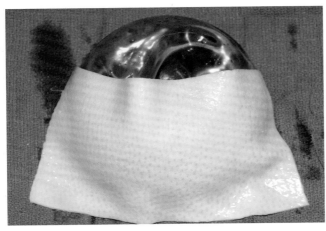

图13.32　脱细胞真皮基质（Strattice）。将脱细胞真皮基质置于盐水浴中，然后模板化修剪以符合缺损范围，通常用作胸大肌延伸，然后固定在新的乳房下皱襞处

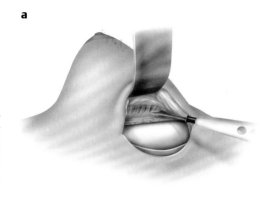
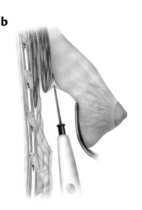

图13.33　a、b. 仅分离1 cm或沿肌肉表面进行分离，使脱细胞真皮基质可以与肌肉重叠，并且肌肉的游离边缘不会损伤到上覆腺体

手术当天早上再次完成标记，以辅助进行手术。

手术方法

沿着旧乳房下瘢痕的上缘做一个切口，并沿着瘢痕下缘通过切口全层切除包膜（切口的上缘经常在此过程中被牵开器磨损），所以用瘢痕保护边缘；在没有先前的乳房下瘢痕的情况下，根据假体大小，在乳房下皱襞最深凹处，距离乳头的适当位置做一个切口（对于200 mL、300 mL、400 mL假体，分别距离乳头7 cm、8 cm和9 cm）。

将分离转至包膜。开始进行前部包膜解剖，如同进行包膜切除术一样。继续解剖，直至到达肌肉尾侧边缘的整个范围。对肌肉和上覆盖腺体的解剖，刚好释放肌肉的末端就可以（图13.33），不超过几厘米。

去除已从假体下极释放的包膜（图13.34），移除假体。用Adam溶液进行冲洗，并电灼止血。

更换手套并将脱细胞真皮基质放至此区域。保留较大的脱细胞真皮基质，以便稍后进行修剪。Lifecell公司目前使用三种尺寸的预切割椭圆形状制作的脱细胞真皮基质（Strattice），这些形状很理想，通常很少或不需要修剪。在皮肤上画出胸大肌尾侧边缘的位置，并将此线与乳房下皱襞连接。这将使脱细胞真皮基质将要桥接的肌肉和乳房下皱襞之间的间隙接近。有很多方法可以用来缝合。一种方法是顺时针和逆时针方向旋转脱细胞真皮基质，直到最适合刚刚描绘的缺损。对于较严重的动态畸形，肌肉可能沿着胸骨被分成两个或更多个间隙，使得间隙的内侧顶点不是顶点，而是沿着位于乳房下皱襞下方和保持完整胸大肌上部纤维之间的外侧胸骨的一段垂直距离。对于这些患者，将脱细胞真皮基质向内部旋转是很有益的。然后绘制从脱细胞真皮基质边缘辐射到皮肤表面的线条。将缝线放置在脱细胞真皮基质上的每个标记处，从患者体内拉动缝合线并通过皮肤表面上的相应标记拉出。确保缝合线不穿过肌肉，而是在肌肉和腺体之间穿过，这样当缝合线被拉起时，它会使脱细胞真皮基质进入体内并与胸大肌下缘重叠。间断缝合将其固定到位，暂时停止缝合将其放置在尺寸器中。为使脱细胞真皮基质平滑放置，需要移除或更换缝线。这样做时，需要

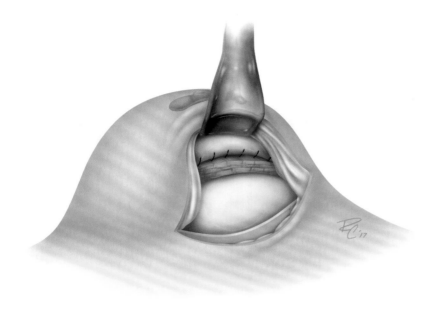

图13.34 脱细胞真皮基质与胸大肌边缘重叠，使肌肉不会损伤上覆腺体

确保脱细胞真皮基质有足够的高度可以沿着乳房下皱襞成功缝合，而不会使假体的下极变平。如果你需要一个更大的脱细胞真皮基质，最好先意识到这一点，而不是缝合后发现这个问题（图13.35）。然后更换尺寸器，修剪时沿着下边缘继续缝合。过度修剪会使一切看起来过于平滑，但是当患者站起来时，下极可能太紧。

完成缝合直到有足够的开口，以便移除尺寸器并放置最终假体。取出尺寸器，再次用

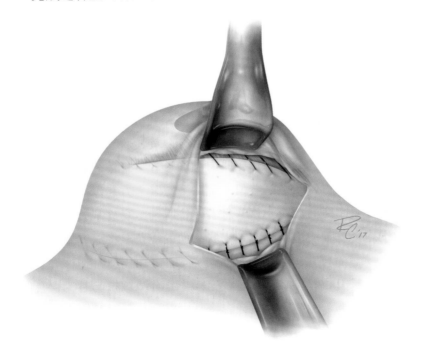

图13.35 该图显示了肌肉和乳房下皱襞之间间隙以远的侧面缝合。然而，通常没有足够的脱细胞真皮基质从远侧面来完全覆盖假体。改善动态畸形不需要明显的侧向覆盖

Adams溶液冲洗，检查止血情况，并放置引流管。更换手套，放入新假体并小心地完成囊腔的最终缝合，以避免损坏假体。

缺点

最明显的缺点是未能满足患者的手术目标。即使在最成功的矫正过度动态畸形的手术中，也会存在一些移动。患者必须在术前做好准备。此外，这是一项复杂的手术，有带来新问题的可能性，例如乳房下皱襞高度不对称和由于移植物的尺寸/位置/紧密性/整合而导致的下极充填。同时也要考虑到与移植物相关的并发症，如感染，甚至移植物的费用。

从技术上讲，如果在没有尺寸器的情况下缝合移植物，则很容易将移植物放置得太紧；然而，当尺寸器在下面的情况下，通常很难看到缝合线的位置，而尺寸器也很容易损坏。因此，必须做好经常置入和移除尺寸器的准备，直到外科医生对脱细胞真皮基质与周围乳房组织的相互作用有充分的了解，并确保脱细胞真皮基质能够充分扩张以适应假体。

血清肿的形成是脱细胞真皮基质放置后的一个公认的并发症，但如果留下引流管直到引流量低，则可以降低发病率。也可以用剪刀或小钻头刀片将脱细胞真皮基质每1.5～2 cm距离打孔，以允许液体流出，可减少血清肿形成。

优点

因为移植物材料很昂贵，所以订购较小片的材料很有诱惑力。但是手上一定要有更大片的材料，以防肌肉拉高比术前预期得要高。

经常使用假体尺寸器，同时确定如何准确地修剪脱细胞真皮基质或支架并装入囊腔中。

术前明确记录患者已了解术后将存在一些动态畸形，并且患者更愿意这样，而不是创建乳房下囊腔。

13.5.3　假体选择注意事项

关于哪种假体在这种情况下效果最好存在分歧。一些外科医生更喜欢在收缩的肌肉下方植入具有延展性和可移动性的光滑假体。其他医生更喜欢毛面假体，特别是具有侵袭性纹理表面的高黏性假体，这样的假体可以保持在原位并且主要抵抗肌肉挛缩的变形效果。

13.5.4　缝合

鉴于存在异物和血清肿形成的风险，应进行连续、深度缝合，然后用外科医生首选的方法闭合筋膜和皮肤。

13.6　复杂修复案例

除了包膜挛缩外，这例复杂的患者几乎有每个并发症（图13.36）。

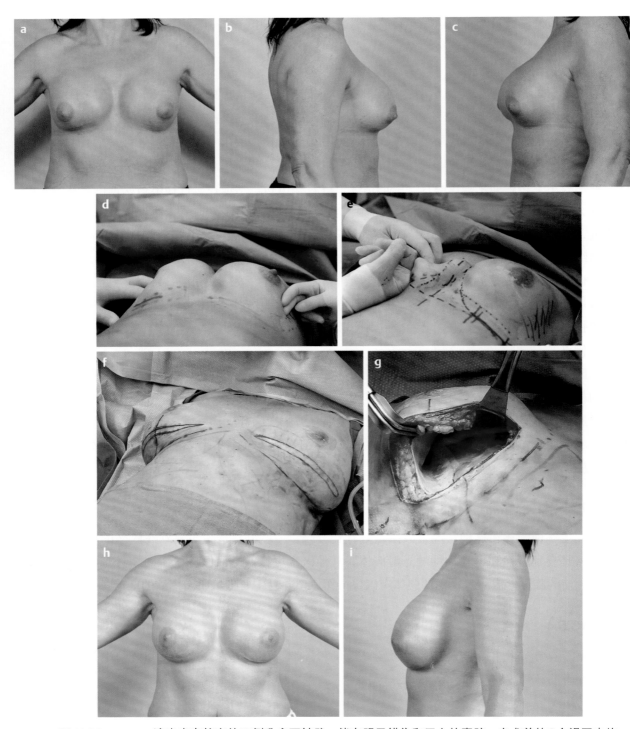

图 13.36　a～c. 该患者有较高的双侧乳房下皱襞，伴有明显错位和巨大的囊腔，在术前的 3 个视图中均显示出并乳和外侧错位。d～g. 这位并乳患者与图 13.13 为同一例患者，术中显示了这例患者囊腔的范围。用内侧和外侧包膜皮瓣进行修复，并用 Galaflex 支架支持内侧、外侧和乳房下皱襞。g. 该图显示了手术外侧错位的加固部分。h、i. 术后 6 个月时，患者的对称性得到了很大改善，乳房错位得到了矫正

第 14 章
术后管理

William P. Adams, Jr. and Louis L. Strock

摘要

- 隆乳术作为一种外科手段，有助于为患者提供一个乳房大小、外形等的最佳选择。而在乳房整形的发展进程中，也致力于该目标，努力将其做到极致。但所有患者必须清楚地了解，是否依从于医生的术后管理指导对能否达到预期的手术效果也至关重要，因为每一项术后管理都是为了优化手术效果、获得更好的手术结局。调查发现，大多数患者都能意识到这一点，想要获得良好的乳房整形效果，需要医患双方的共同努力。

关键词

- 隆乳术，术后护理，术后疼痛，管理

要点

- 明确的术后护理是乳房整形术中的第 4 个组成部分，也是最后一步。
- 患者对于整个治疗过程的相关内容了解越充分、疑问越少，配合度便越高。
- 常规的术后计划应尽可能地减少不良因素的影响，从而加快恢复速度，提升患者治疗体验。

14.1 引言

良好的术后管理是乳房整形术后阶段获得成功的关键。其中，术后管理为整个乳房整形术中的第四部分内容，也是最后一步[1]。正如前面章节中所讲，整形术中进行的每一步都会与前后工作产生协同作用，不仅产生正向作用，还产生多个级别的反馈效果，在优化前面工作效果的同时，促进后面进程的顺利完成。通过前面三大步骤（患者教育、个体化手术方式和实现24小时快速恢复所依赖的精湛手术技术），与术后管理相结合，患者的术后恢复情况和最终的手术获益实际上是可以明确的。

一般来说，制订术后管理方案是一项困难的任务，因为在不同的患者中，其术后管理也会使用到许多不同的概念。但依然存在一些基本原则适用于所有的患者。这些原则包括：

（1）明确的治疗方案。

（2）尽可能减少不良因素的影响。

（3）提升患者的整体治疗体验。

本章将为第7～10章中所介绍的不同手术类型提供具体的术后管理方案，而相关方案也已被许多乳房整形外科医生运用于临床，并上传共享了相关可验证的、经过同行评审的结果数据。例如，众所周知，是否需要术后引流主要取决于主管医生的判断；但在采用本书介绍的手术技巧后，包括尽可能减少手术出血量、发现术后引流在初级乳房整形手术中并未是必要的。与此同时，多数患者也并不喜欢术后放置引流，如此一来便能够避免术后引流以提升患者总体体验。

14.2　经乳房下皱襞入路

表14.1列出了关于术后恢复的主要影响因素，目的是尽量减少不良因素的影响。而患者在术后不应使用特殊类型的胸罩、皮带、引流管、止痛泵或任何其他设备或方法来减轻疼痛，因为这些往往会减缓术后恢复速度。其中，已有多个研究证实，将麻醉镇痛药物从术后常规使用药物中移除，可为患者的术后恢复带来积极的影响效果[1-3]。但临床上依据患者的实际情况，可在术前给予环氧化酶-2（COX-2）抑制剂，术后必要时给予布洛芬800 mg，每天3次。现今止痛泵技术已经发展成熟；但这并未给乳房整形术后患者带来满意的镇痛效果，反而在增加医疗支出的同时，也对术后恢复产生了不良影响。例如，Exparel（脂质体结合布比卡因）已证实对术后疼痛控制有效；然而，该药物相当昂贵，加上乳房整形24小时快速恢复的特点，这种方法带来的临床效益并不高。

在术后恢复阶段最重要的一个方面是对每例患者有针对性地进行详尽的术后指导（图14.1），包括在术后的5天内，白天需按要求进行抬手臂活动，每小时5次。此外，在术后2～3天内，患者应避免久坐。因此建议患者在术后当天能够外出购物或吃饭，可有效保证患者在乳房整形术后6～8小时的黄金恢复时间窗里有适当的活动。这一恢复期是个非常重要的阶段，但以往没有学者对其准确定义。所谓的恢复"窗口期"，就是在乳房整形手术

表 14.1　影响术后恢复的主要因素

伤口护理	使用减张贴，每周更换 1 次，直至术后 6 个月或使用硅胶瘢痕贴。坚持手术瘢痕按摩满术后 1 年
胸　罩	不要求、也不推荐穿戴，或依据患者的个人穿戴习惯。术后 6 周内不可穿聚拢式胸罩。对于乳房塑形手术术后 6 周内可考虑穿戴合适胸罩
日常活动	出院后可先卧床稍作休息，但不可久卧在床。在术后 5 天内，白天需按要求进行抬手臂活动，每小时 5 次
运　动	术后 2 周可逐渐开始有氧运动。4 周后可进行胸部负重训练。6 周后可进行仰卧起坐

后，患者有 6 ～ 8 个小时的时间来恢复以往日常生活中的活动，否则在这段时间后患者相应部位会变得异常僵硬和疼痛，很难再恢复其原有活动能力。因此，在术后的恢复窗口期进行有针对性的抬手臂动作来恢复其日常活动功能，对患者预后十分重要。同样重要的是，术后 2 小时医生必须要确保患者有遵从医嘱且没有其他任何问题，以确保患者处于正常的恢复过程中。对于依从性不好的患者，需尽快改善，以免影响他们术后的正常恢复。

_____您好，以下为乳房整形术后家庭护理指南

术后：

您会在复苏室醒来，切口由减张贴闭合。在接下来的 2 ～ 3 天里您可能会觉得疲劳和疼痛，其中感觉乳房假体不是您身体的一部分也属正常现象，因为乳房假体需要 6 ～ 8 周的时间才能变软而感觉自然。如果是内聚式凝胶假体则可能需要 4 ～ 6 个月的时间。

在您离开手术中心之前，你需要做抬手臂高举过头动作，并在术后的 5 天内，白天需按要求进行抬手臂活动，每小时 5 次。

家庭必备说明：

如果不按照以下医嘱，将会影响 24 小时内的快速恢复。

● 术后您回到家，可先卧床休息 2 小时，但不建议超过 2 小时。之后可吃一些小零食，含糖的食物，如可乐或雪碧。（不要喝无糖汽水或能量饮料）

● 布洛芬（美林）800 mg，口服
　● 休息 2 小时后口服布洛芬（美林）800 mg，至少连续服用 5 天，即使您觉得没有此必要

● 洗个 20 分钟的热水澡，可帮助您从麻醉中恢复过来，放松肌肉。但水不要过热，否则会导致头晕

● 洗澡时不必担心凝胶贴片，因为这些是防水的。术后 7 ～ 10 天复诊将其移除

● 沐浴过后做双手合十高举过头动作，并且不要弯曲肘部。在术后的 5 天内，白天需按要求进行抬手臂活动，每小时 5 次

● 我们建议您手术当天晚上能够外出吃饭和购物，因为良好的气氛有助于切口愈合

● 晚饭后，在睡前口服布洛芬 800 mg。尽可能坚持到晚上 10 点再睡觉

（续图）

第二天早上：

- 醒来之后不要马上起床。早餐时吃些小点心或喝点碳酸饮料
- 早餐后口服布洛芬（美林）800 mg，并在休息30分钟后冲个澡，自己整理一下头发
- 建议您离开家外出购物一下，计划好时间中午小睡一会儿。但不要睡得过久，调个闹钟1 ~ 2小时后醒来，并在家里做一些轻松的事情
- 继续进行双手合十高举过头的练习，每小时做5次
- 运动要适度。不要锻炼、跑步，并且需要将心率控制在100次/分以下

日常活动：

- 布洛芬（美林）800 mg，每次3次，口服，服用5天
- 在1 ~ 3天后可根据自身情况重返工作岗位
- 24小时后可自己开车

胸罩：

- 如果您觉得提供的手术胸罩不舒服，则可不穿。如果需要的话，您可以在术后6周内穿一件有支撑的无钢圈胸罩
- 6周内禁止穿聚拢式或有钢圈的胸罩

运动：

- 2周内不要进行任何剧烈的运动
  - 不可进行有氧运动（例如踏车、单车、有氧课程、跑步等高强度运动）
  - 不要举起超过4.5 kg的物品
  - 控制心率不要超过100次/分
- 在2周后您可以恢复有氧运动，并且在跑步时需穿有支撑作用的运动胸罩
- 在4周内不可进行腿部举重运动
- 在6周内不可进行上半身举重或过度的上臂运动
- 在6周内不可进行胸部举重或腹部运动，包括瑜伽和普拉提
- 6周后活动无特殊限制
- 放松身心，像往常一样进行日常锻炼，量力而行
- 只要没感觉到不适，可以抱起3岁以下的儿童。抱大一点的孩子可以放在膝盖上，但2周内不能直接抱着

伤口护理：

- 减张贴需放置7 ~ 10天，之后到医院复诊取掉
- 在这期间贴条上的紫色标记文字可能会和凝胶相互作用而变成深紫色或黑色。这是正常现象，无须担心。

复诊时间：

　　日期：_____

　　时间：_____

（续图）

乳房整形术后药物清单

以下药物需在手术1周前停用

止痛：
布洛芬（美林）800 mg
1次1片，每天3次，口服，连续5天

恶心或呕吐：
异丙嗪（非那根）25 mg
恶心时服用，1次1片，每隔6小时1次

睡眠：
唑吡坦（安必恩）10 mg
睡前30分钟服用1片

请遵照医嘱服用，并且需在饭后服用，禁酒，服用药物后请勿开车或驾驶机器
如有任何问题请立即联系主管医生：_____

图 14.1　术后家庭护理说明和药物清单

　　对于术后是否需要穿戴胸罩则根据不同患者的具体情况而定。如果假体囊腔定位精确，便无须穿戴胸罩。当然，每个患者对于穿戴胸罩的习惯各有不同，即使是定位精确的患者，如果自身觉得需要，也可以穿戴胸罩。但仍然建议在术后6周内不要穿戴聚拢式胸罩。而对于进行解剖型硅胶假体植入手术的患者则建议佩戴胸罩。同样，当过度分离囊腔的时候，需要用聚拢型紧密贴合胸罩。

　　而乳房假体是否会移位取决于假体的类型。一般只有光滑的圆形假体才可能会发生移位。而有纹理的假体，尤其是解剖型假体，则一般不会出现假体移位的情况。对于随访间隔时间，也有相关的标准：在术后1年内的随访频率则相对较高，建议的随访时间为5天、1周、3个月和1年，而后只需每年随访1次。由于大多数乳房整形手术后可能出现的问题多集中在术后1年内，因此在这期间内的密切监测和及时处理出现的问题则显得异常重要。

　　另外，无论手术切口瘢痕在什么位置，都需要对其进行治疗。常规治疗包括使用硅胶背带、减张贴、美皮护和瘢痕按摩。

14.3　经腋下入路

　　经腋下内镜乳房整形术的术后主要影响因素见表14.2。这里的术后护理与上述的经乳房下皱襞入路存在许多相同点。然而，经腋下入路和经乳房下皱襞入路的一个关键区别是，经腋下

入路是从腋窝到乳房假体位置的上方造了一个通道植入假体，而后采用紧密的敷料来填塞该通道，同时也可以保持通道内和假体上方的压力，产生固定假体避免移位的作用效果。在术后的1～2天将敷料取出，改为穿戴一种柔软的胸罩对乳房下皱襞区进行支持[4]。此外根据假体的不同位置，还需要佩戴宽弹力绑带2～14天，目的是在腋窝下和假体上方区施加一定的压力以固定假体。随后更换为穿戴下边有金属钢丝的胸罩为乳房下皱襞区提供紧密的支持力，并最大限度地减少假体发生早期移动。这款胸罩需在白天全天穿戴，晚上睡觉时则换上较为柔软的类型，并如此持续到术后8周。在这之后，患者便可以根据个人喜好选择穿戴各式胸罩。

表 14.2　经腋下内镜乳房整形术的术后护理

伤口护理	运用减张贴闭合手术切口，2周后取出（若伤口表面开始生长毛发时仍存在）。加压包扎并在术后1～2天拆除
胸　罩	患者在2天或3天至2周内，采用柔软的胸罩和弹性绑带相结合，在白天佩戴弹性绑带，晚上睡觉时穿戴弹性胸罩，直至术后8周。在术后第2周的随访中需告知关于运动胸罩的具体要求
日常活动	建议患者在术后5天内尽量减少过度的上肢活动，并根据实际需要在乳房外侧下方敷冰。鼓励患者多走动，情况允许的话可以外出吃饭，而不建议患者久卧床或平躺。术后5天开始恢复上肢活动
运　动	术后1周可进行无须上肢活动的有氧运动，如卧式自行车。术后2周后可充分运动，但以上肢活动为主的举重运动建议在术后3周再开始进行

　　所有患者在术后5天内，鼓励进行只需要轻微上肢活动的来回走动。在尽量减少上肢活动的同时，避免久卧或平躺。术后1～2天，在情况允许下患者可以外出就餐。术后1周，鼓励恢复无须上肢活动的有氧运动，如卧式自行车。而2周后，则可恢复所有的日常活动，但不鼓励在第4周之前恢复上肢或肩部举重。

　　如前所述，有助于手术快速恢复和早期恢复正常活动的一个重要因素为术者精湛的手术技术，得以对术后止痛剂的需求达到最少化。减少术中对组织的钝性分离，减少术前术后非甾体类抗炎药的使用，都可大大减少患者术后对止痛药的需求。所有患者每天服用布洛芬600 mg，每天3次，以及服用轻度麻醉性止痛药、肌松药和口服抗生素。手术引流管无须应用，而止痛泵仅在极少数特殊情况下才按要求使用。同时，术后也不常规进行假体按摩，除非出现轻微假体错位的情况。

14.4　经乳晕入路

经乳晕入路的术后管理同经乳房下皱襞入路，具体参照表14.1。

14.5 总结

乳房整形术作为一种外科手术方式，有助于为患者提供一个优化乳房在大小、外形等方面的选择。但所有患者必须清楚地了解，是否依从医生的术后管理指导对能否达到预期的手术效果也至关重要，因为每一项术后管理都是为了优化手术效果，获得更好的手术结局。我们发现大多数患者都能意识到这一点，想要获得良好的乳房整形效果，需要医患双方的共同努力。

参·考·文·献 ⋯⋯⋯⋯⋯⋯⋯⋯⋯⋯⋯⋯⋯⋯⋯⋯⋯⋯⋯⋯⋯⋯⋯⋯⋯⋯⋯⋯⋯⋯⋯⋯⋯⋯⋯

[1] Adams WP, Jr. The process of breast augmentation: four sequential steps for optimizing outcomes for patients. Plast Reconstr Surg. 2008; 122(6): 1892−1900.

[2] Tebbetts JB, Adams WP, Jr. Five critical decisions in breast augmentation using five measurements in 5 minutes: the high five decision support process. Plast Reconstr Surg. 2005; 116(7): 2005−2016.

[3] Tebbetts JB. Achieving a predictable 24-hour return to normal activities after breast augmentation: Part Ⅱ. Patient preparation, refined surgical techniques, and instrumentation. Plast Reconstr Surg. 2002; 109(1): 293−305, discussion 306−307.

[4] Strock LL. Transaxillary endoscopic silicone gel breast augmentation. Aesthet Surg J. 2010; 30(5): 745−755.

索 引